八幡平レポート・

命を守る農業

加藤美南子

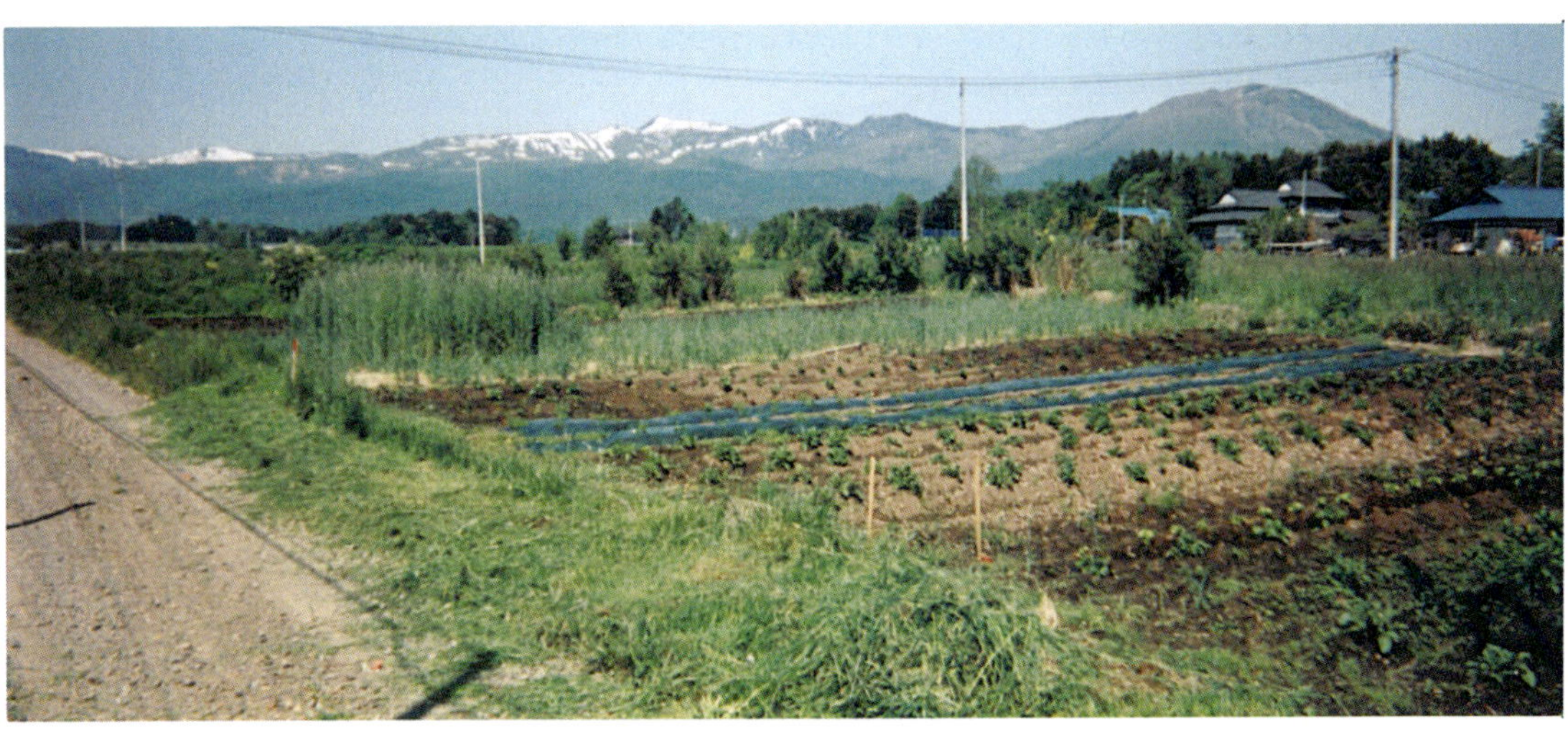

残雪を頂く八幡平（正面 1613m）と前森山・安比高原（右 1305m）手前は春のわが家の畑

東北では、素晴らしい光景が私たちを待っていてくれた。中でも、移住した松尾村（現・八幡平市）は、月並みの言葉でしか言えないが、信じられないような美しい所だと思った。まずは、これらの写真で、それを確かめていただこう。

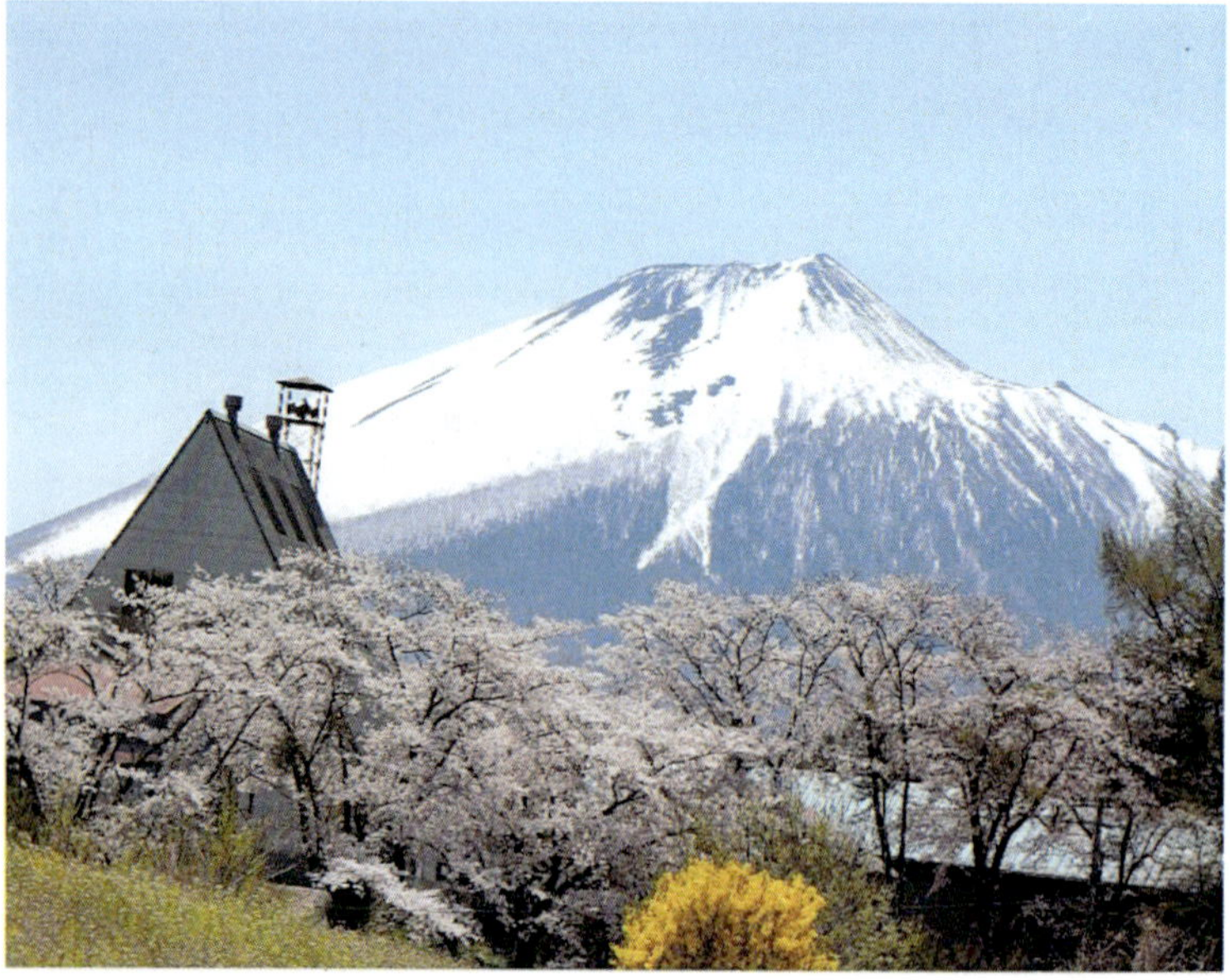

残雪を頂く岩手山（2038メートル）に映える桜

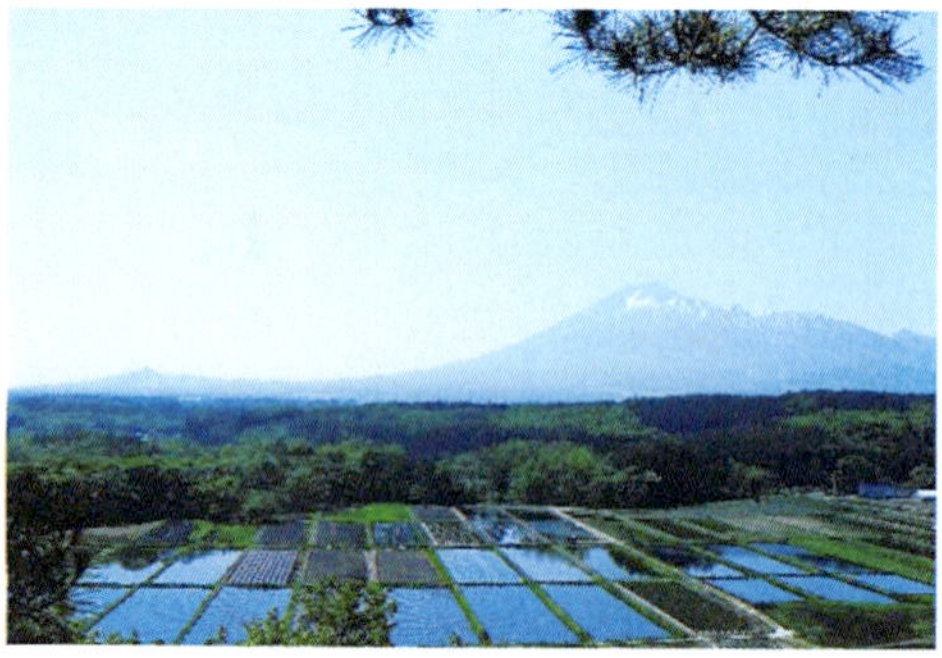

春、水がたたえられた田んぼ

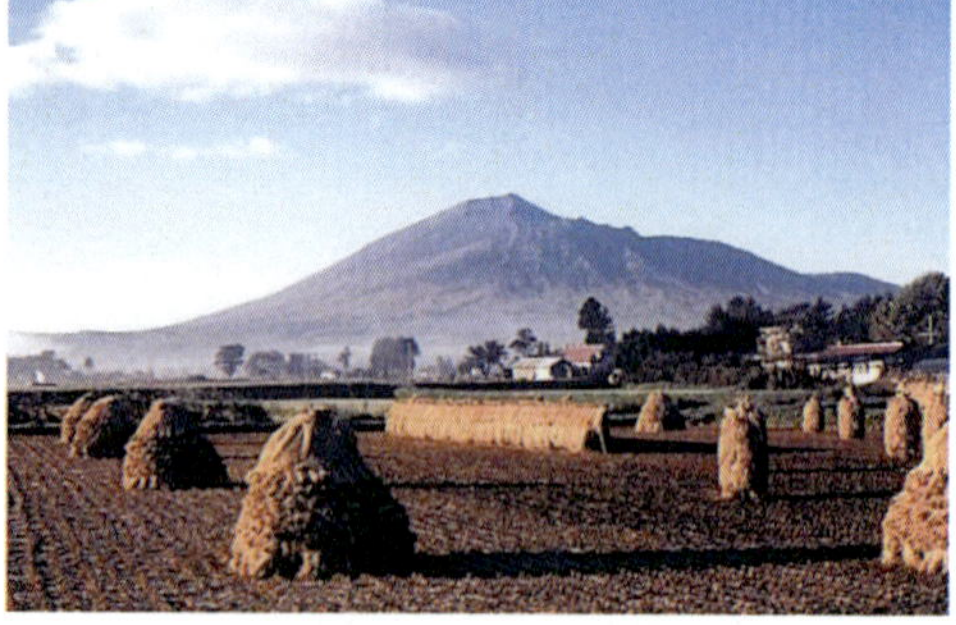

秋の刈り入れのとき

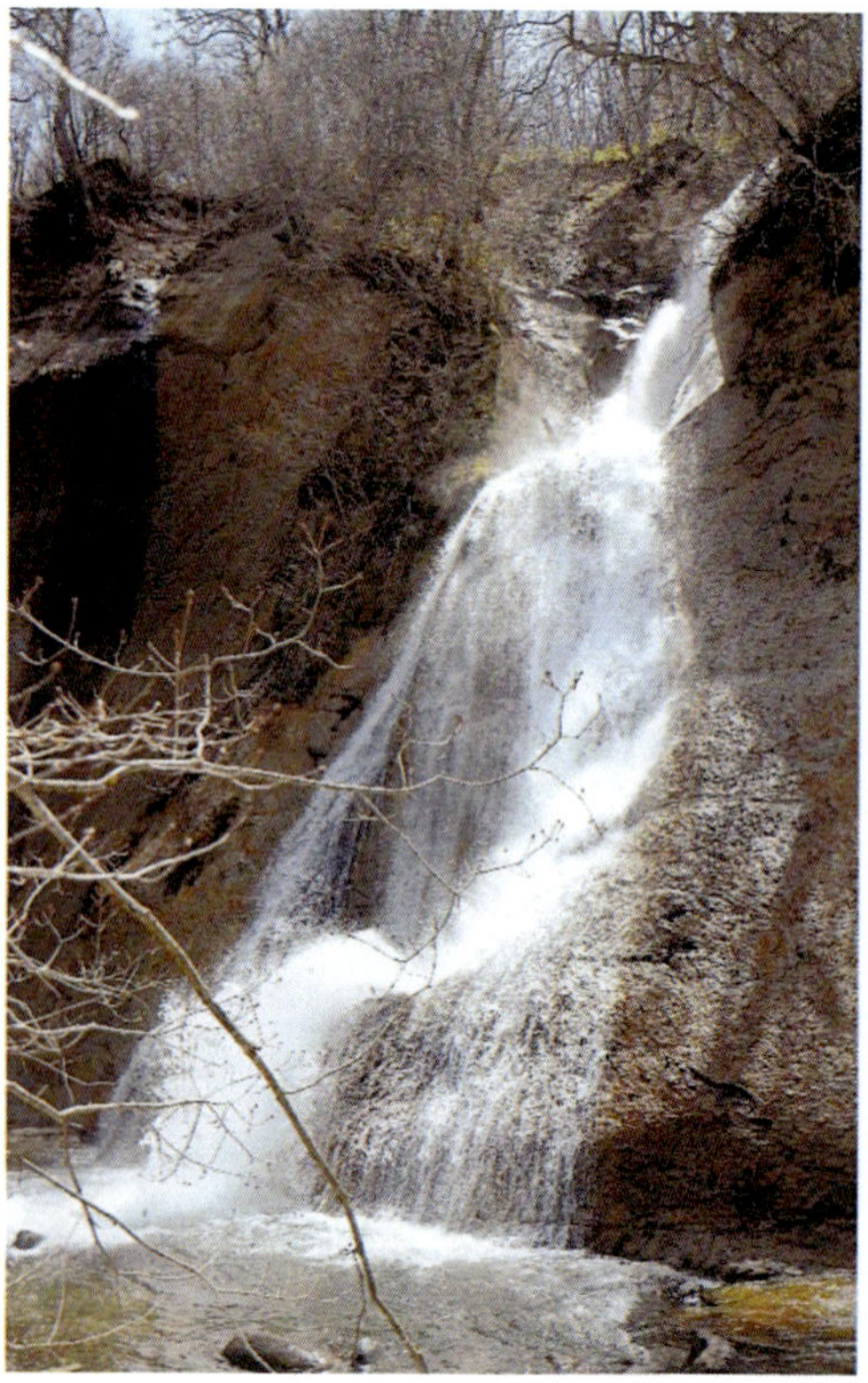

緒ヶ瀬の滝

このページの写真は、八幡平市在住の畑謙吉さん撮影のアルバムからお借りしたものです。

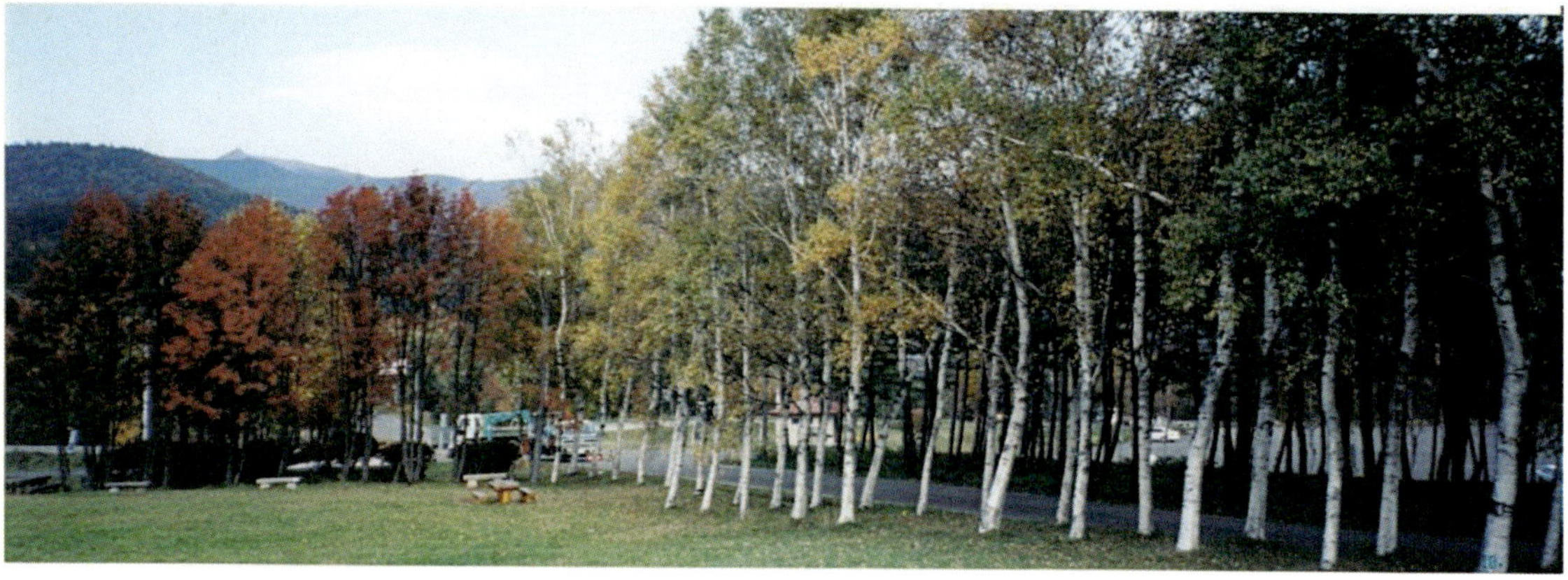

「どこを見ても絵になる景色……」の松尾村（現・八幡平市）東八幡平温泉郷の白樺林

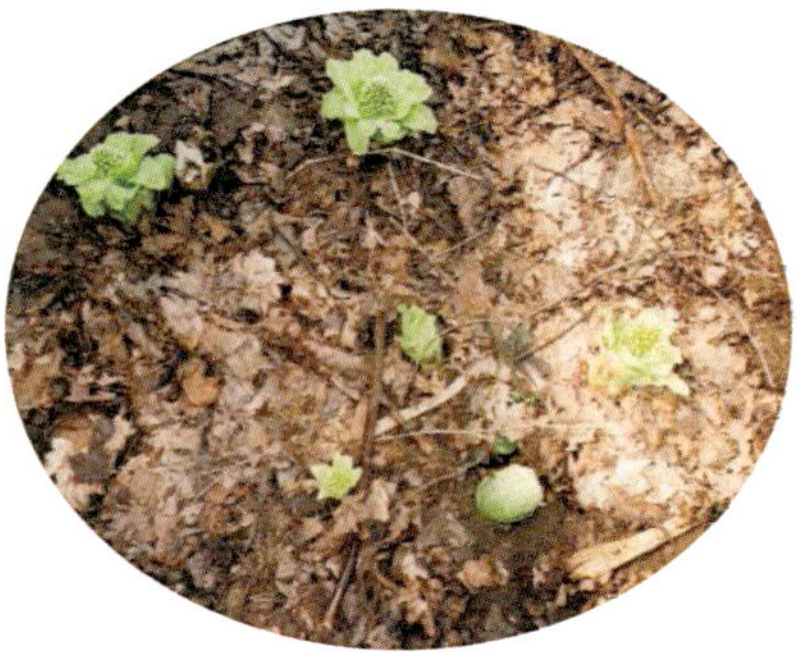

命の芽生え・フキノトウ
雪解けと共に新しい命が……

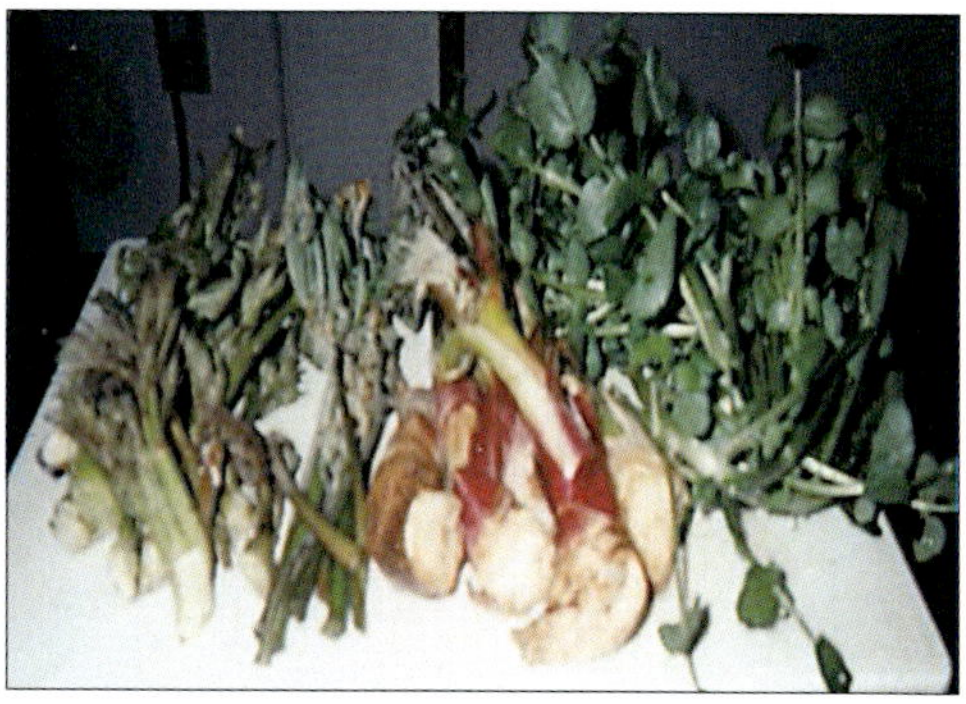

山菜の宝庫・東北（左からタラの芽、ワラビ、山ウド、クレッソン）

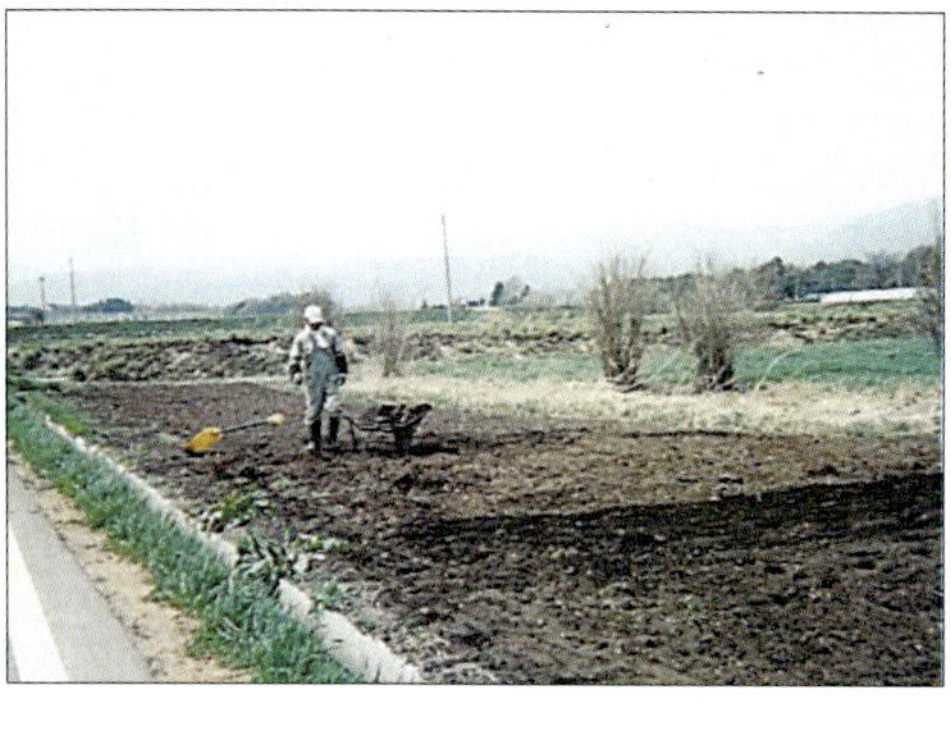

昔、サラリーマン。今は……。
口絵Ｎｏ．①（本文Ｐ．71）

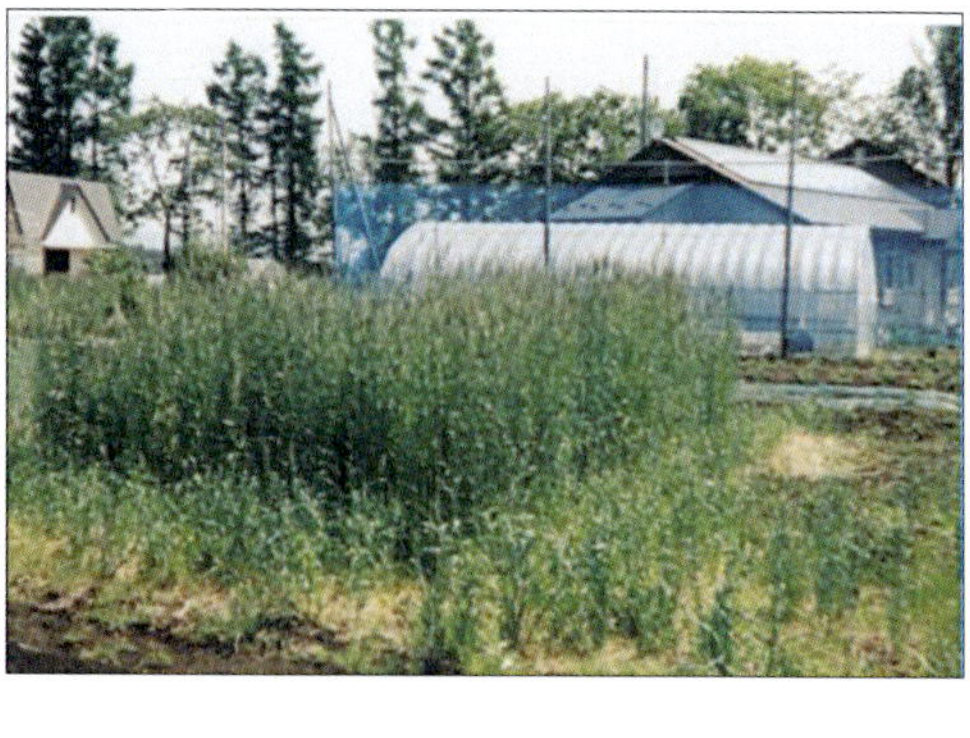

まずライ麦を育てて土作り
口絵Ｎｏ．②（本文Ｐ．91）

「わが家のボカシ作り」ボカシ温度の推移（口絵No．⑥）

作り方の詳細は、本文第9章及び第11章をご覧ください。

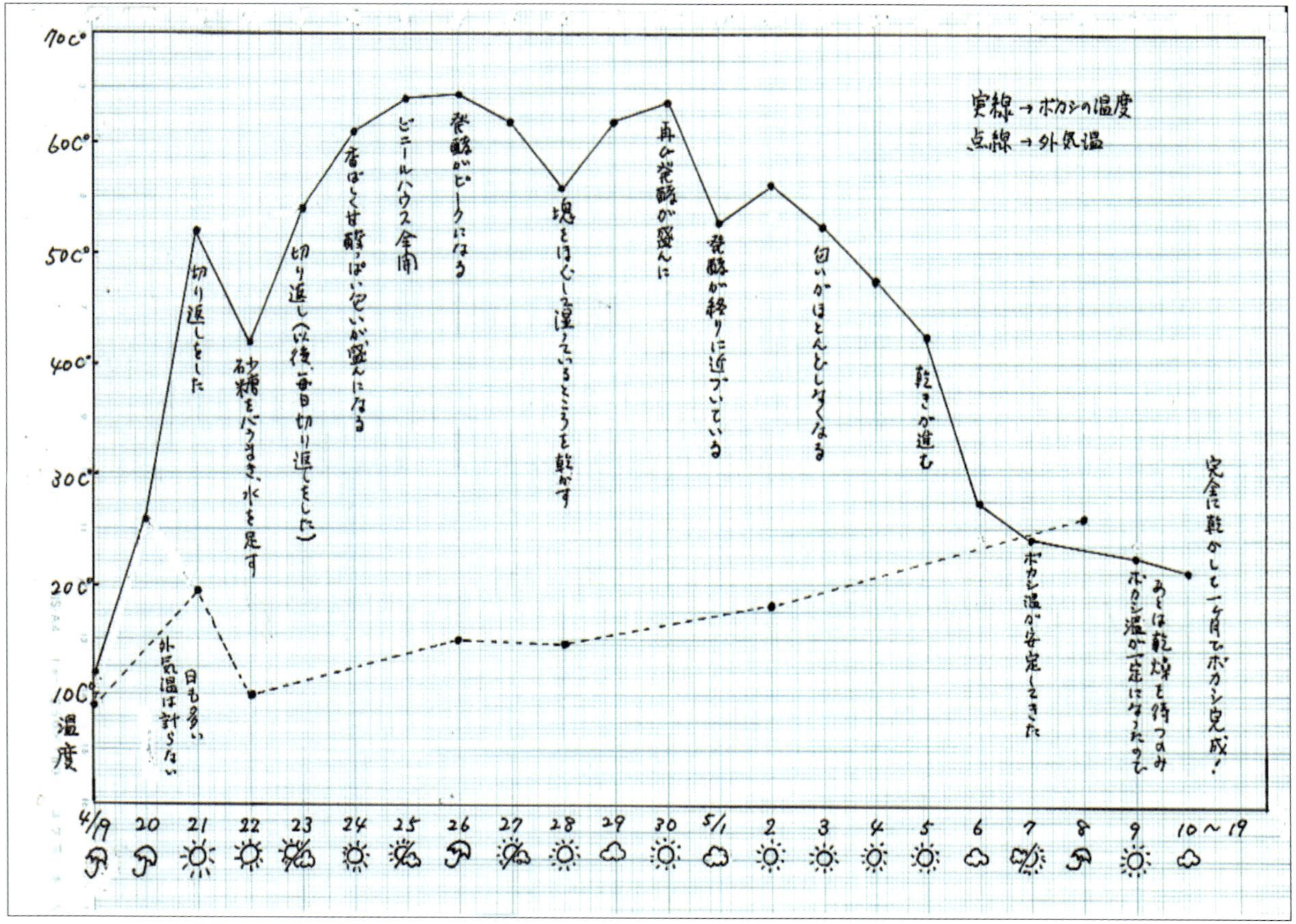

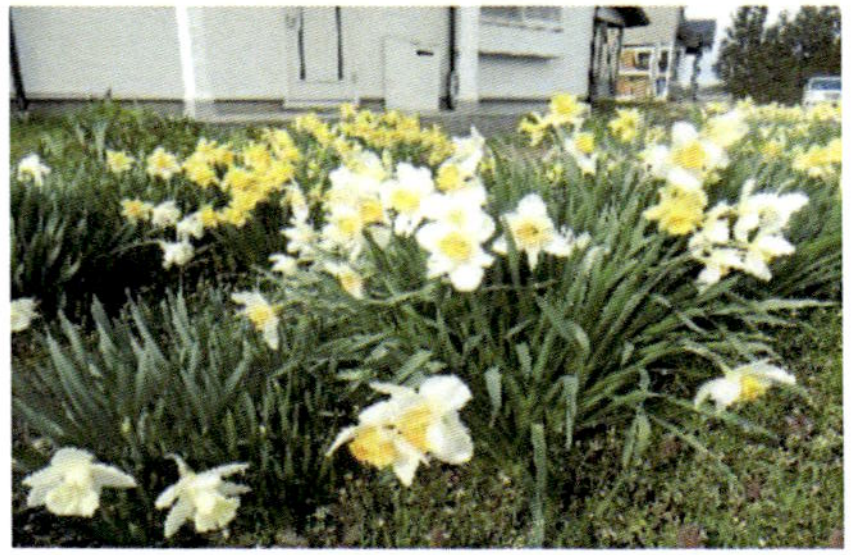

ボカシ作りの頃、真っ盛りの水仙

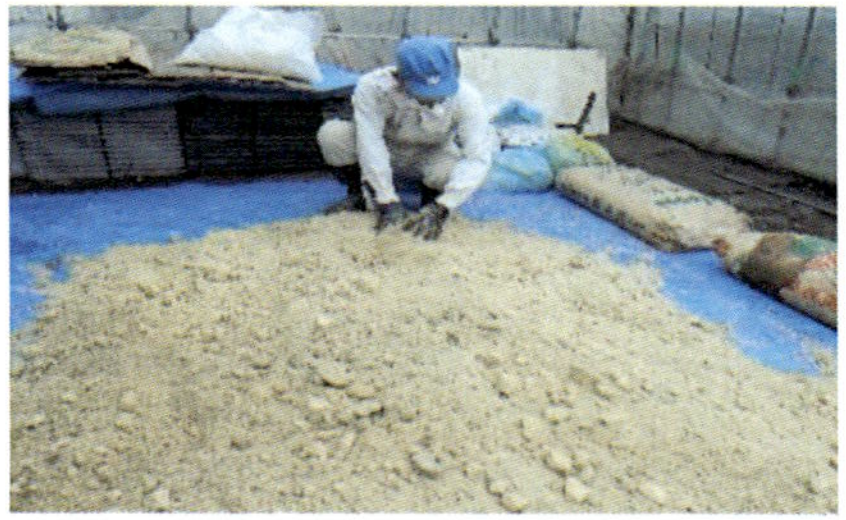

混ぜ合わされたボカシの材料

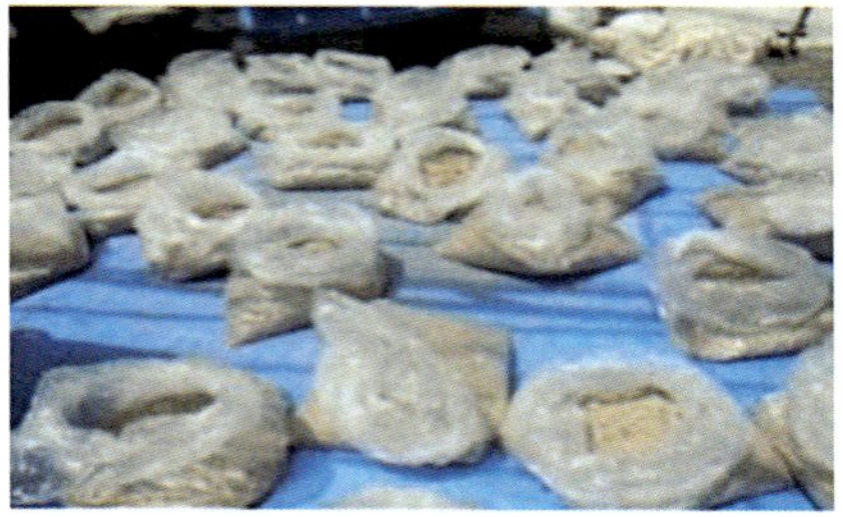

袋の口を開け、乾燥させているボカシ

上から口絵No．③、④、⑤

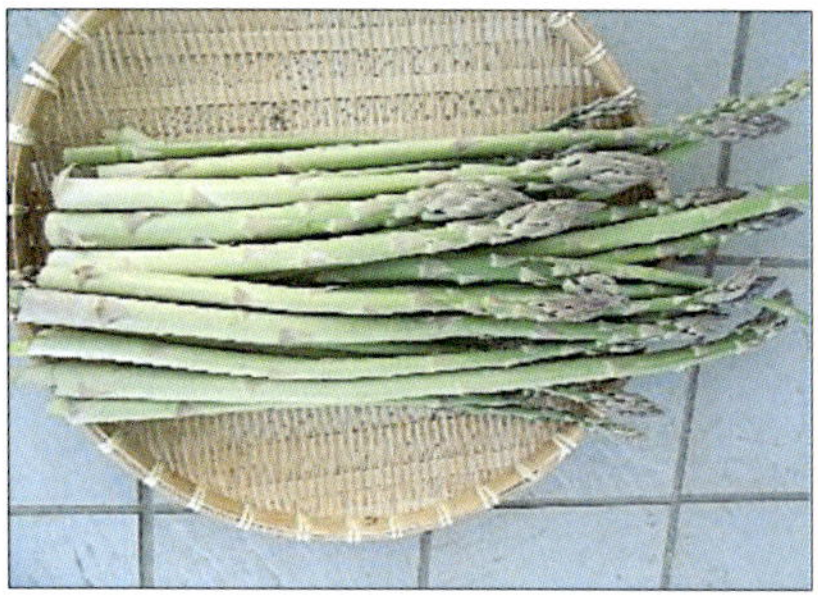

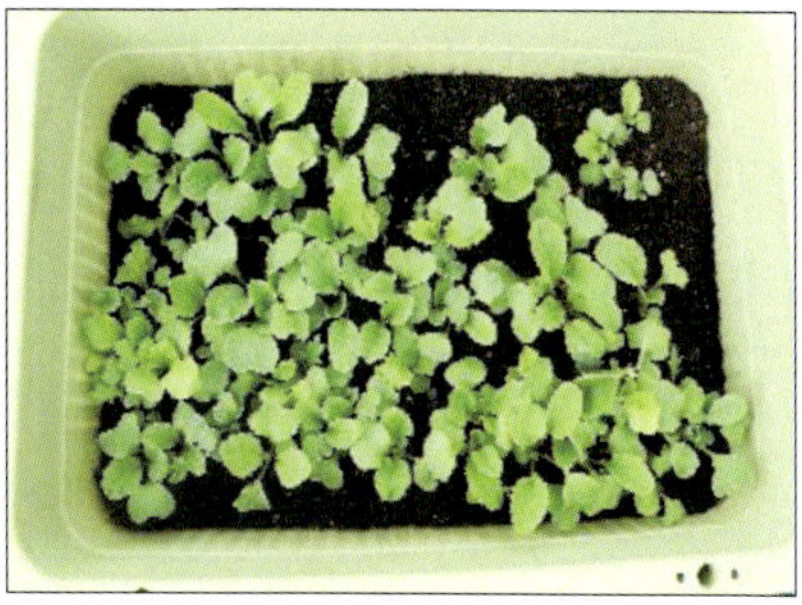

美味しさ抜群の自家産のアスパラガス
口絵Ｎｏ．⑦（本文Ｐ．７１）

ベビーリーフの芽出し
口絵Ｎｏ．⑧（本文Ｐ．１６０）

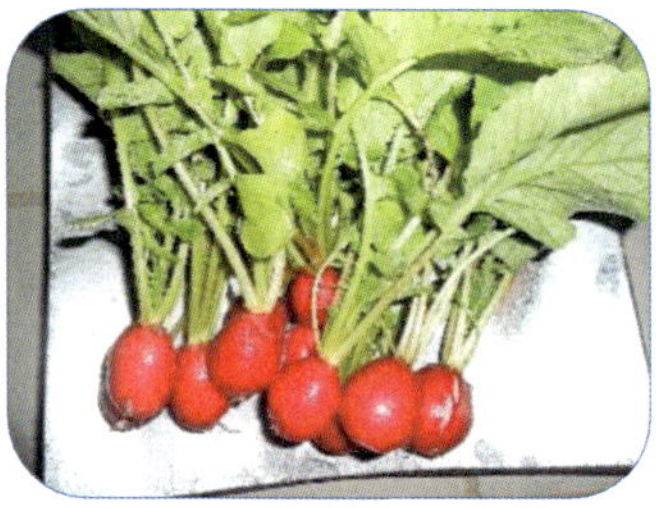

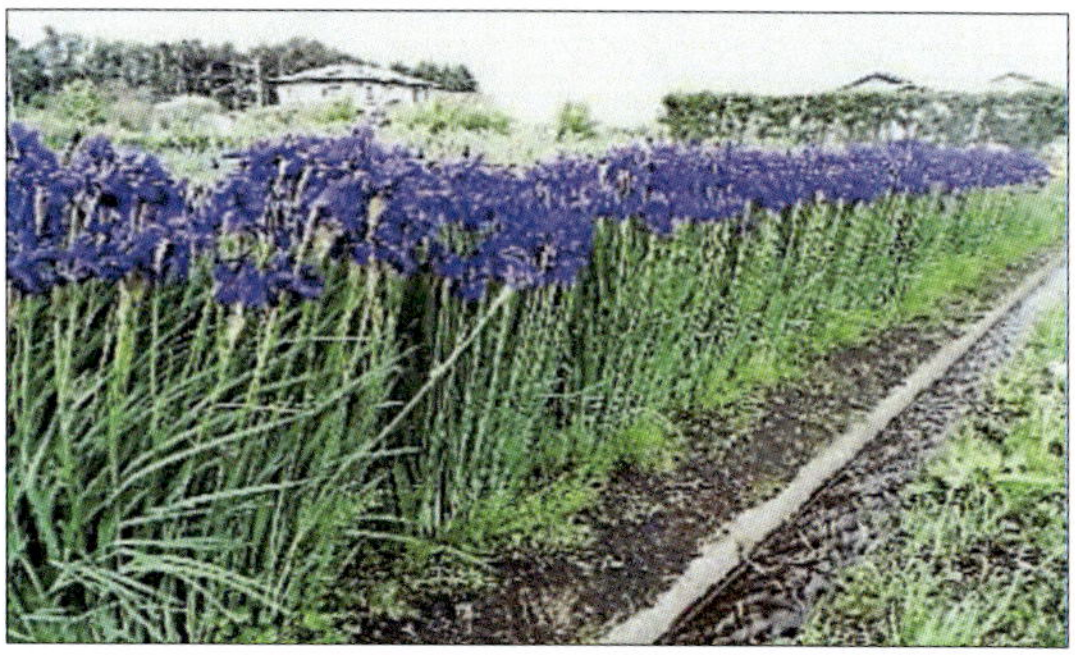

プランター栽培の廿日大根
口絵Ｎｏ．⑨（本文Ｐ．１６１）

雑草を防ぎ、風を通すアヤメ
口絵Ｎｏ．⑩（本文Ｐ．１８６）

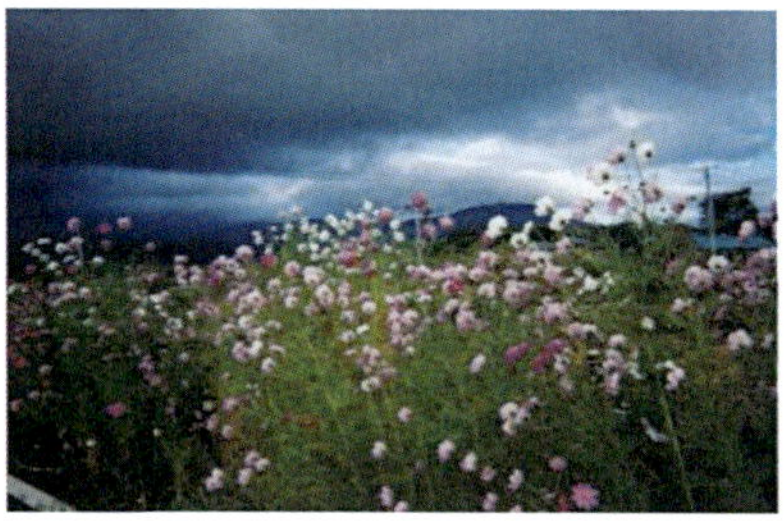

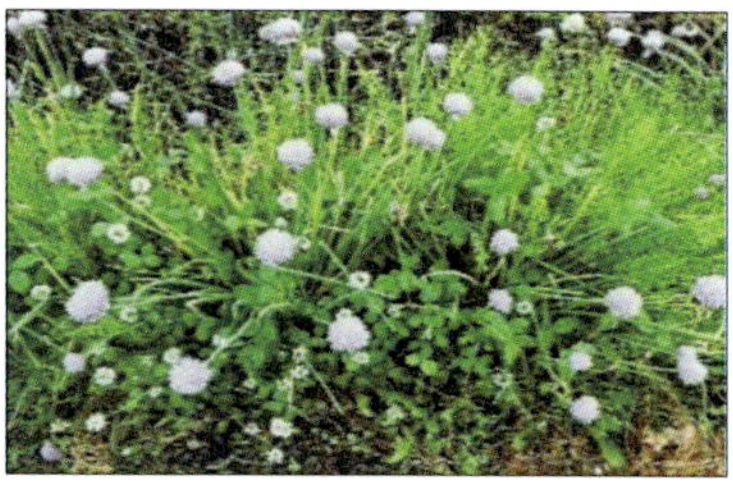

風に揺れる
コスモス

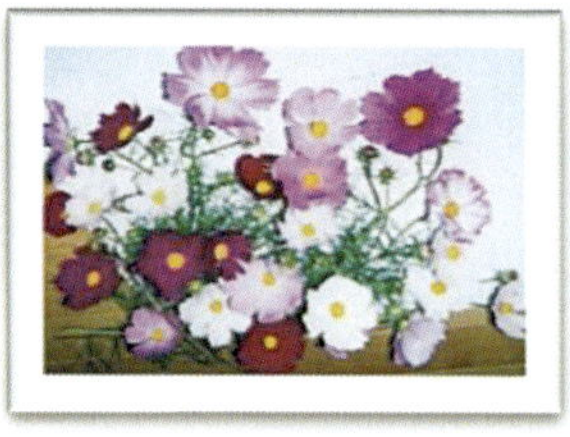

雑草と共存しているチャイブ 口絵
Ｎｏ．⑪（本文Ｐ．１８６）

命の輝きを放っている
色とりどりのコスモス

幅20メートル、総延長約4キロ。大気への接触面を大きくして水温を約3℃上げる。現役でフル稼働している施設としては、全国唯一の松川温水路は、まさに寒冷地の宝。

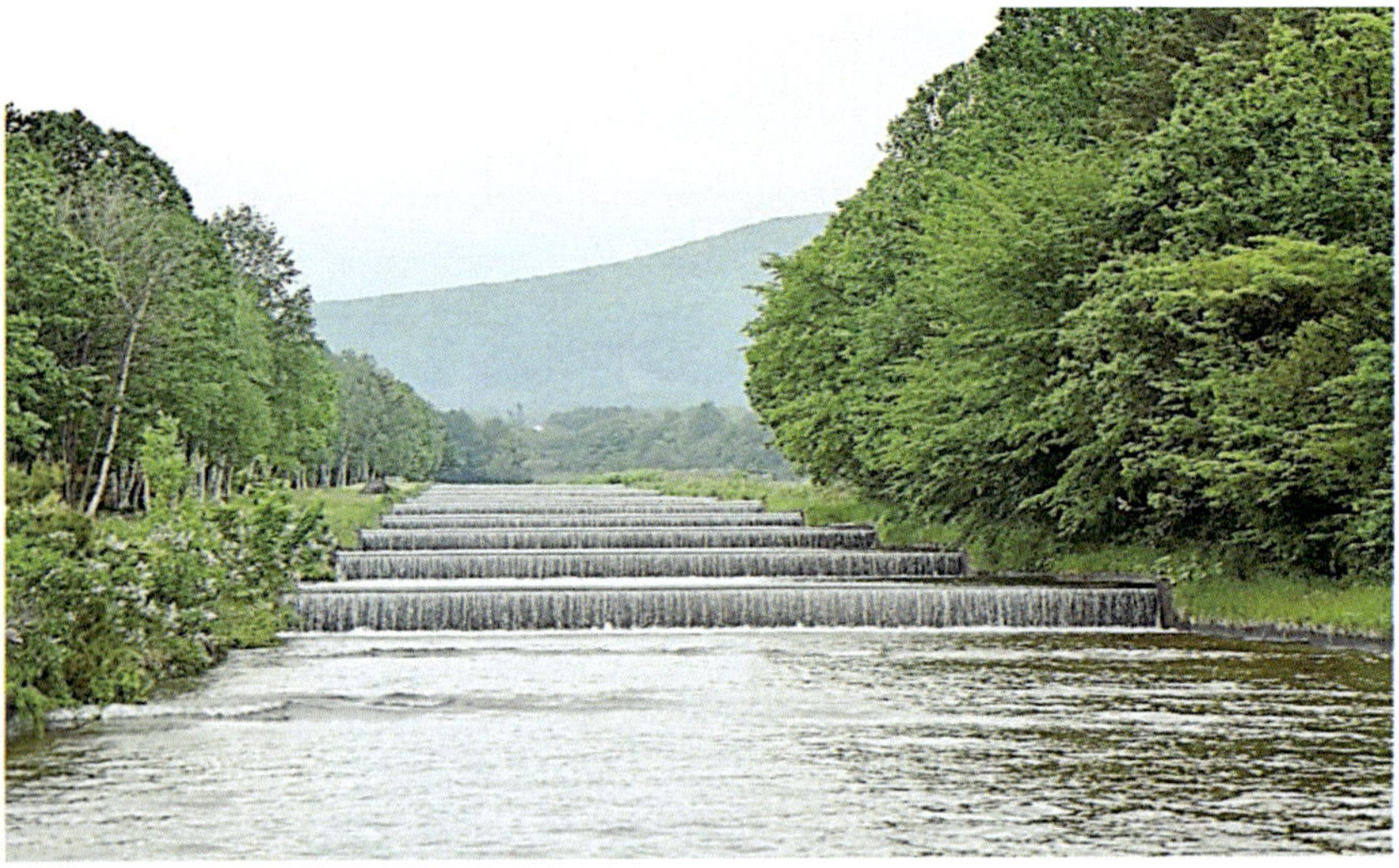

冷たい湧水を温めて田んぼに入れる装置・温水路（口絵⑫。本文P２１６）

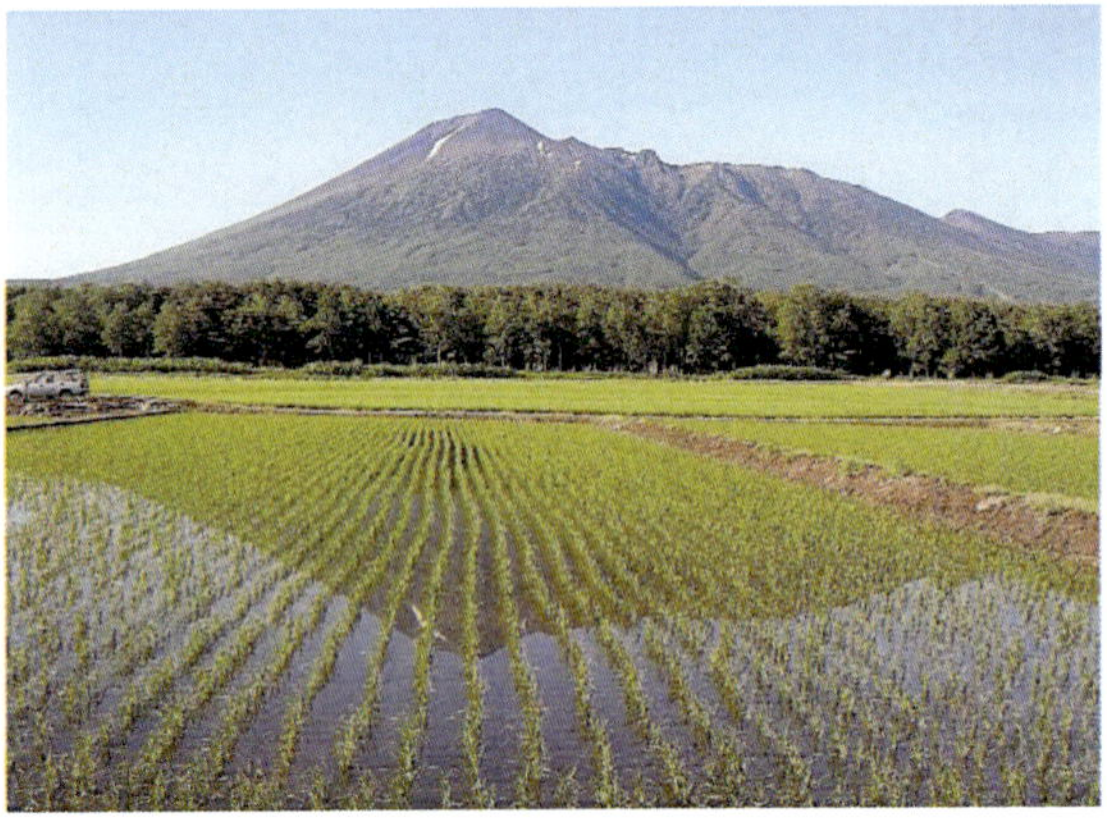

温水路で温められた水が入り、田植えが済む　口絵⑭

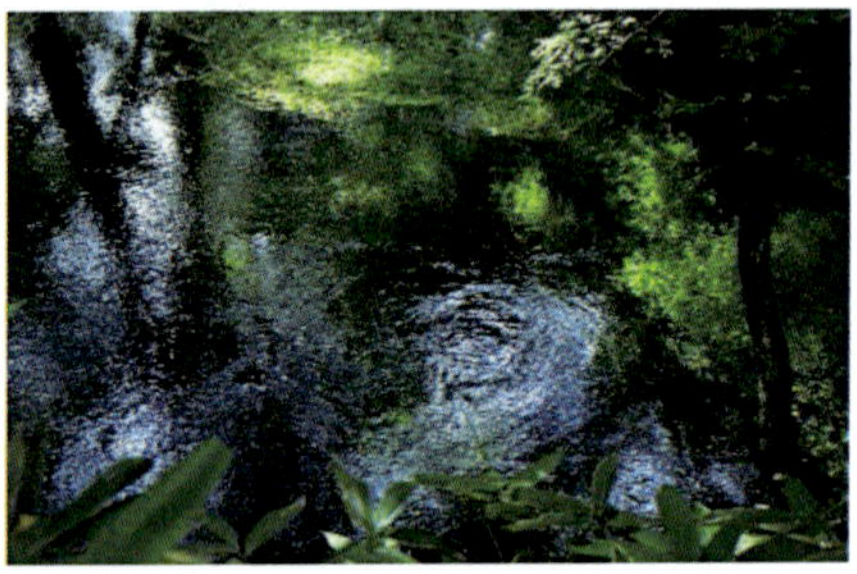

山麓には冷たい水がふつふつと……。

座頭清水の湧口（全国名水100選）口絵⑬

（口絵⑫、⑬、⑭は、畑謙吉さん提供。本文P２１６，２１７）

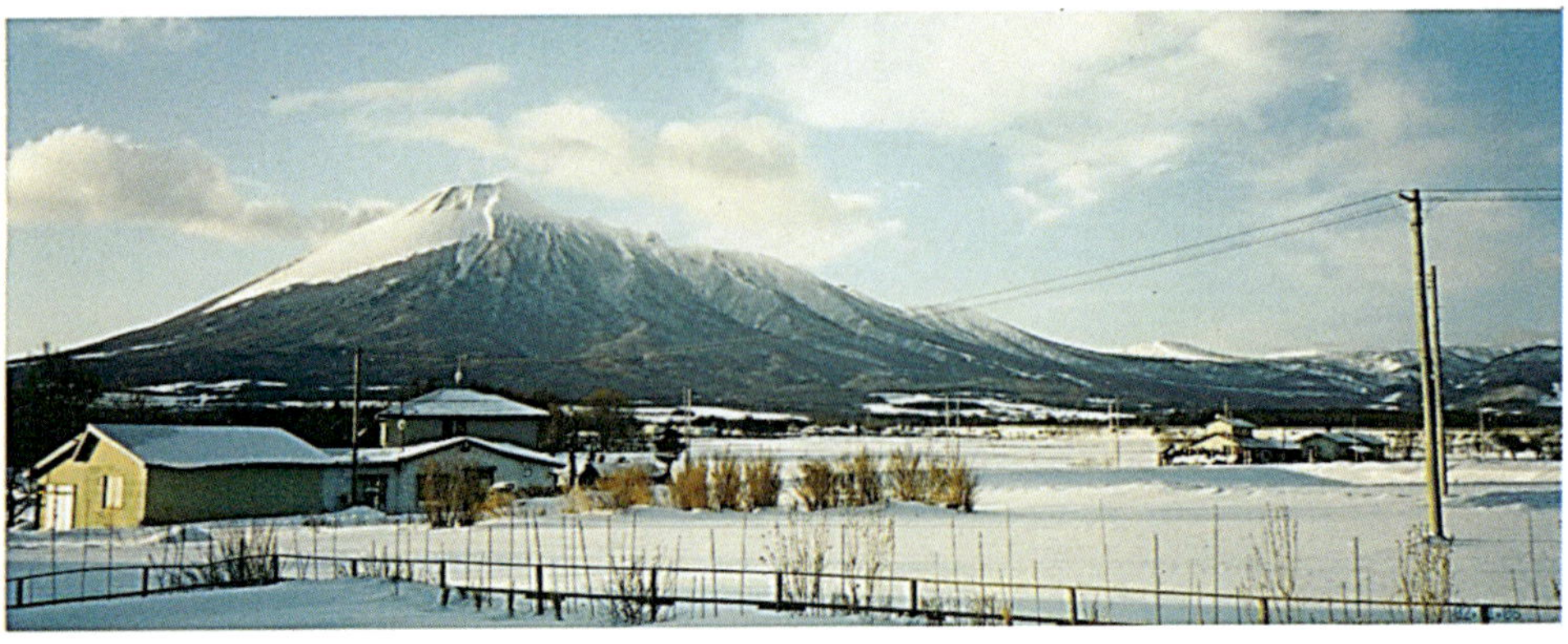

冬の間、雪の下で休んでいる田畑（背景は岩手山）

はじめに

予防医学を推進しているある高名な医師の話によると、

「人間が病気をする原因の三割は食べ物からであり、残りの七割は、その人の考え方が原因になっている」

と言う。

その医師は、ガンの症状が進んでいる深刻な状態の人でも、それまでの食生活を悔い改め（食い改め）て、体に良い食事に切り替え、考え方も良いものに改めて生活することによって、奇跡的に回復した多くのケースを見て来た、と言っている。

それでは、身体に良い食事とはどういうものか、また、身体が健全になる考え方とはどういうものか。本書では特に、食べ物、すなわち、その基になっている農業の望ましいありかたに焦点を当てて書いている。

私たち家族は、わが子の重度のアトピー性皮膚炎を治すために、家ぐるみで関東から東北へ引っ越してきた。子どもが完全に治り、成人した今、その体験を多くの人に伝えねばならないと思った。

現在の農業は、儲けが先、で、安心安全が後回しになっていないだろうか。生産者の身になってみれば、生活がやっていけるのが先決だ、となるだろうけれど、生産者も含め、私たちの限りある命を守ってくれる望ましい農業とはどんなものか、考えている。

初めは心細かった東北での生活を、家族とともに筆者がどう乗り越えてきたか。誇張もてらいもなく、ただありのままの事実を淡々と記したこの書が、誰かの心に明かりを点す役割を果たしてくれたら、と切に願っている。

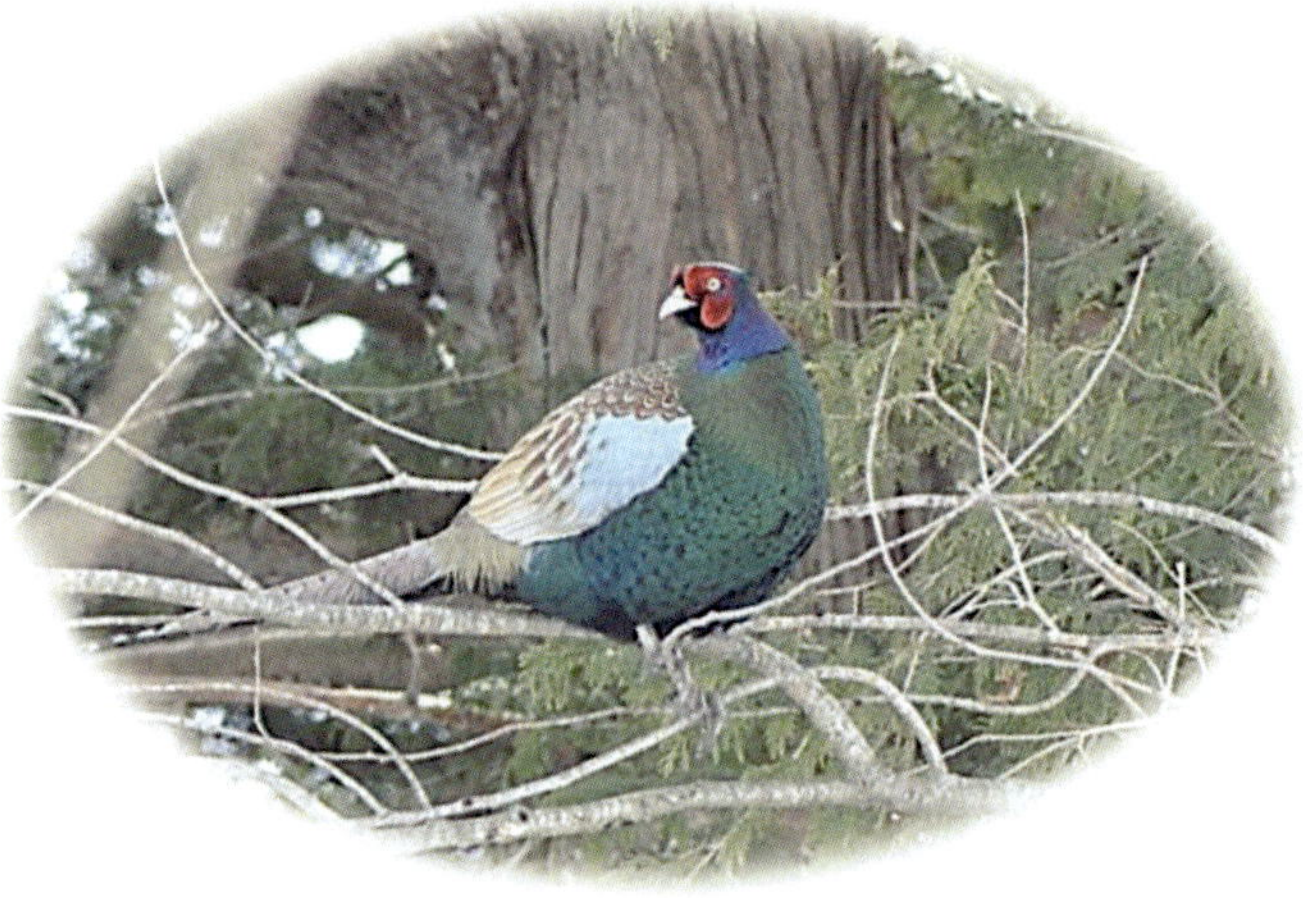

間近に生きた宝石が。岩手県の鳥・野生のキジ
（写真は畑謙吉さん撮影）

《 目　　次 》

（目次・次ページへ続く）

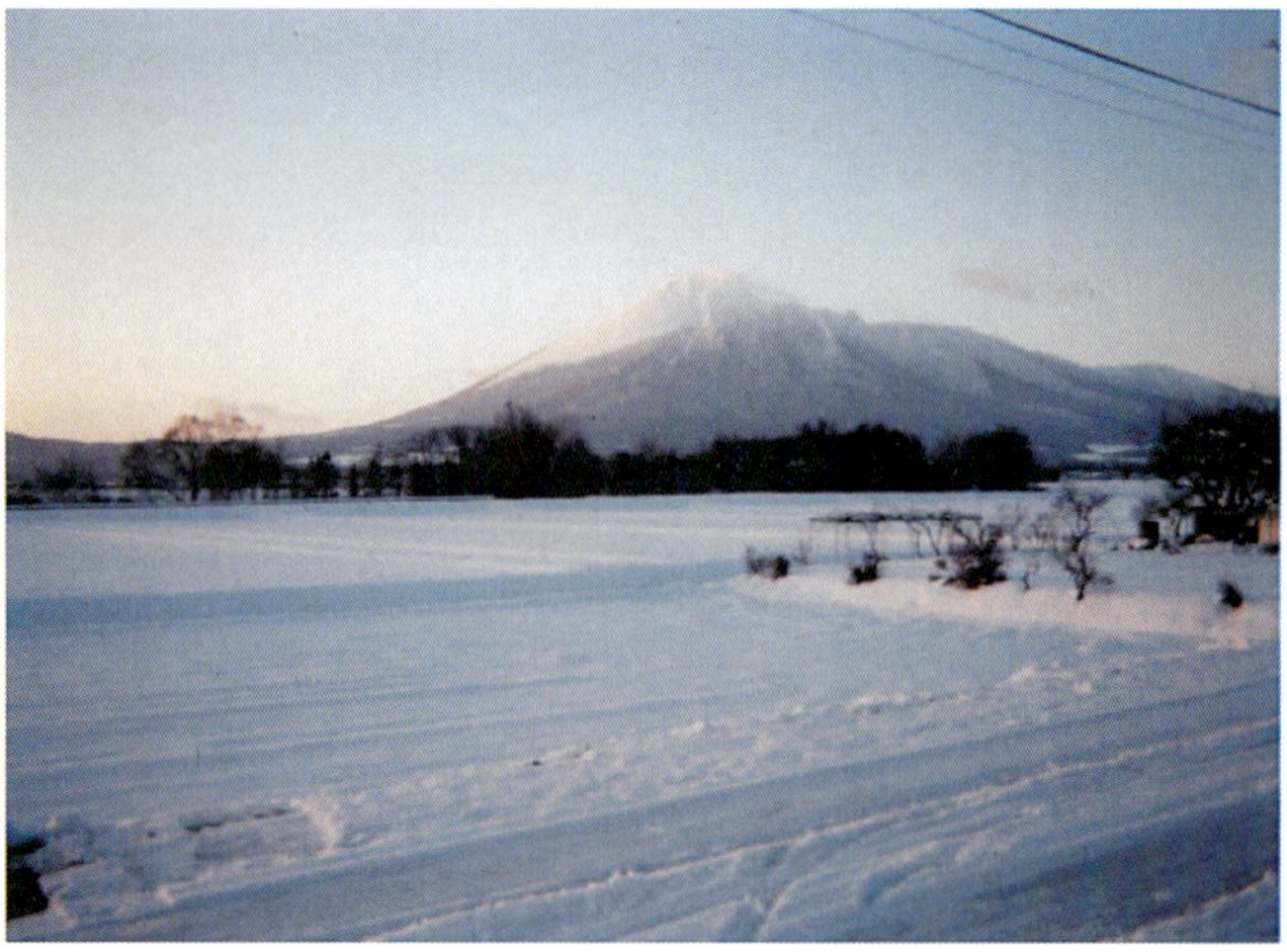

わが家から望む朝焼けの岩手山（2038m）

八幡平レポート・

命を守る農業

加藤美南子

第1章　感覚と理屈

第1章　感覚と理屈

プロローグ

時は二十世紀もまもなく終ろうとする頃。

緑のふるさと、どこを見ても絵になるような美しさ、と私が思い込んでいる岩手県北西の松尾村（平成17年の合併後は3町村合わせて八幡平市《はちまんたいし》となった）に越してきて大満足の日々を過ごしていた私である。

そして、我が連れ合いも同じ心境と思いきや、なんとなし浮かない顔をしている。それが唯一、私の喜びに水を差していた。

そこである日、私は彼に、

「いったい、どこが気に入らないっていうの、この村の？　見てご覧なさい、あの山の青いこと、夕焼け空のきれいなこと」

「……」

「花や緑や、森や丘の得も言われぬ調和、野に働く人の姿、これぞ、自然と人口の美が渾然とした一大パラダイスだと思わない？」

「……」

「あなたはこの景色の、この環境の、どこに文句があるっていうのよっ！」

それでも無言の夫に、つい小喧嘩を吹っかける形になった。

いささか思い込みと暴言が過ぎたかな、とは思ったが、松尾村贔屓《まつおむらびいき》の私としては、せっかく後半生を過ごすのはここ、と決めて家族もろとも神奈川から引っ越して来たのだから、彼にもここでの生活をエンジョイして欲しかった。

然るに彼は、なぜか私と感動を分かち合おうとしない。共鳴のしるしに微かにうなずくことさえしない相棒の態度が私のイライラを募らせた。

それが荒げた声になったというわけである。

それまで静かに私の押し付けがましい松尾礼讃の弁を聞いていた彼、たまりかねたか、おもむろに口を開いて曰く、

「え、どこが綺麗なの？　この村の。僕には全然綺麗だとは思えないよ。そりゃあ確かに景色はいいさ、極上だよ」

と、言い出すではないか。

綺麗でないとは、何を言いたいのか分からないが、確かに景色の良さは彼も認めたのだ。

「そら、ご覧なさい。そうですとも。なら素直に認めることね。ここの美しさを」

私が勝ち誇ったように言い募ると、彼はうんざりしたように付け足した。

「それは否定しないよ。君の言う通り、ごもっとも。だけれど、僕には農薬と化学合成肥料にまみれた土、そして、その土の上に漂っている空気、なんとも言えず気味悪く見える。こんな穢い所はないよ。松尾村が綺麗だなんて、とんでもない話だ！」

凄いことを言い放つではないか。

「エ、エーッ！」

大げさに驚いたのはこっちだ。

だが、言われてみれば彼の言う通りかもしれない。

親譲りで、どちらかというと、物事の良い面だけを見る癖がついている私には、村の良いところばかりが見えていたのかもしれない。

でも、負けず嫌いの私は、言われっ放しは嫌なので、態勢を立て直してやり返した。

「ンな〜、どこだって同じじゃーん。(じゃーんと言うのは神奈川北部〜山梨辺りの方言)日本国中、どこだって農薬まみれでしょうが。だから、景色がいいだけ松尾村の方がましだってばさー。ネー、そう思うわよねー」

押し付けられても彼はビクともしない。

今まで長年、合成化学関係の企業に勤務してきた彼の、科学的思考から見ると感じるところがあるのだろう。

「みんなで渡れば怖くないって言うアレだな。僕は嫌だね。共滅びは」

きつい目つきでそれだけ呟くと黙ってしまった。

私は返す言葉を失い、彼との会話はここで切れた。


そうなのか。

単純な私が、ここの空を仰ぎ、山に見とれ、緑に感激しているときに、彼はその下の方をじっと見つめていたのだ。

でも、でも、繰り返すけど、同じ穢いんなら、景色がいいだけ松尾村の方がましっていうもの。ここに一生暮らすことに決めたからには、せめてその良さを楽しむべきじゃあないか、と私は憮然としつつ思ったのである。

しかし、である。話がこれで終わってしまったのでは、実も蓋もない。単に松尾村で暮らしてそのまま老いてゆくだけだとしたら、何のメリハリもない。

確かに、松尾村にとっては、我が家族が3人増えたぐらいでは痛くも痒くもないだろう。

我が家の転入によって松尾村が長く続いている過疎から抜け出せないのは、神奈川県から我が家族が転出したぐらいで、その混み具合に何の変化も生じないのと同じようなものだろう。

であるからには、この村で私たちがじっとしていようと、ボヤいていようと、どうでもいいのかもしれない。でも、それではなんだかワビシイ。

村のためにも何か、割に合うようなことをし残していかないことには、ここに来た甲斐がないというものだ。

——と考えて、などと言うと、ひどく真面目臭い話になってしまうが、正直なところ、私にしてはかなり真面目に表題の、「命を守る農業」というテーマに取り組んでみたいと思っているのである。

出だしがレポートと銘打ったものにふさわしからぬ会話で始まり、前置きとしてはかなり長いものになっているが、私は、「農業こそ命を守る基となるもの」、と信じている。

しかし、その農業が、近頃はどうも命を本当に守ってくれているのか、なんだか心配になって来ているので、「命を守って欲しい農業」という願いも込めて綴って行くつもりである。

さて、前置きついでに最初に断っておくが、私は農業には全くと言っていいほど携わっていない一介の消費者である。

それがどうして農村の松尾村に住むことになったのかとい

うと、それも長くなってしまいそうだが、まずはそこから話さなければならない。

本レポートは、『みちのく春秋』(*)という季刊総合文芸誌に、２０１４年春号～２０１７年春号まで連載させていただいた、短編小説「そして岩手―緑のふるさとへ―」の続編ともいうべきものであるが、小説ではない。筆者、加藤美南子が家族もろとも松尾村に移住した理由や、その後の事実をありのままに記しているレポートである。

（＊）『みちのく春秋』（編集長・井上康氏〈宮城県仙台市在住〉）は、２０１２年（平成２４年）創刊の季刊総合文芸誌。東北六県に在住する投稿者の作品で構成されている。

右のような公の誌上に私事に渡ることを書くのはいささか勇気が要る。しかも、それがかなり長文になりそうなので、読者がついてきてくれるか危惧もある。けれど、それらが本タイトルの、「命を守る農業」に欠かせない繋がりを持っているので、書かないわけにはいかないのである。

と言っても、一個人の家庭内のごちゃごちゃなどにはてんで興味が無い、と思われる人がおられたら、ずっと先の本題から読み始めてくださっても結構である。

わが家の運命を変えた子どもの病気

１９９０年代半ば頃、神奈川県のＳ市という、東京に隣接する大都会に住んでいた、わが加藤家の、当時１４歳になったばかりの次男が酷いアトピー性皮膚炎(*)を発症した。

彼は過去に２度ばかり皮膚の痒み、酷いときは痛みを訴えたことがあった。１度目は、小学校４年生頃に両膝の裏に発症し、とても痒がっていたが、ほどなく収まっていた。

その後、６年生になってから、口の周囲に発症し、「ピリピリして痛い」、と訴えていた。が、自然発生したものだから、大したことはあるまい、それも時期が来たら前と同じように治るだろうと親は高をくくっていた。

（＊）アトピー性皮膚炎のアトピーとは、ギリシャ語で、「変な、奇妙な」と言う意味だという。つまり、変わっていて、原因不明の皮膚病だから、効果的な治療法はなかなか見つからない、という病だと言われている。

インターネットなどで調べると、２０１０年代の現在では、アトピーの原因には種々あることが分かり、効果のある治療方法も見つかっているようだが、１９９０年代当時は、アトピー性皮膚炎というと、乳幼児期ならともかく、成人になってからのそれは、非常に治りにくいもの、治っても根治は難しいもの、とされていたのである。

次男の口周りに出たアトピー性皮膚炎は、実際は半年くらい続いたのである。

彼はその間、気持ちが落ち着かず、みっともないからと、マスクで口元を隠して登校していたが、よく我慢したものだと思う。随分長くしつこく続いたその症状も、治る時期が来たのか、自然に治り、親子でホッとしていた。

常識的に考えれば、その間、何か治療を施さなかったのかという疑問が起こるであろうが、わが家では特別なことはしなかった。

したと言えば、一家で信仰していたある宗教で実践していた、目に見えないエネルギーを掌《てのひら》から放射して相手に取り次ぐ行為、いわゆるハンドパワー（手かざし）だけはよくしていた。それがレイキなどと呼ばれているものの仲間に入るものなのか、他の手かざしとどう違うのかよく分からないが、形は良く似ているかもしれない。

未知の光？　体験

人は何か痛いところがあったりすると、自然に掌をそこに当てるものだ。「手当」というのはそこから出てきた言葉のようである。手を当てると、何か楽になるような気がするので、そういう行為をするのではなかろうか。

私はあるとき、私に手かざしをしてくれた連れ合いの掌から、一時的に、微細な（としか言いようがない）微粒子がこちらに向かって放射されて来るのを見たことがある
それは一口に言うと、シルバー色の光線だった。

詳しく言うと、深い藍色と、淡いスミレ色の混ざった蒸気様のものの中に、非常に細かい銀粉がすきまなく散りばめられたうねり（というしか表現のしようがない）で、それが５０センチ幅ぐらいの波になって私に放射されて来たのである。

その、粒子でありながら同時に波でもあると分かる放射は、熱くも冷たくもなく、丁度お湯が湧くと勢いよく水蒸気が出てくるときのように、でも、シューッという音などはなく、ひたすらこちらに向かって放たれて来るのである。そのエネルギー（と言って良いと思う）は、私の体の両脇を通り抜け、（もしかしたら、私の体も通り抜けていたかもしれない）は、後方へ流れて行っていた。

それが見えていたのは１０分間ぐらいだったと思う。私は驚きながらも非常に気持ちよく感じていた。だから、その手かざしで見えたものは、心を癒やす力を持った光だと感じたのである。


それとは別のとき、それは今でも時たまあるが、白色の光線が私自身の手指全部の先端から放射されるのも見ているし、ずっと以前には、たまたま全くの他人から、私がかざしている掌の前後から金色の光が出ていると指摘されたこともある。

だが残念ながら、それら光線状のもの、あるいは何か未知のエネルギーは、私が見たいと思うから見えたのではなく、いつも突然、そっちからやって来る、という形で見え、あるいは人から見られたのである。

〝光体験〟はまだ他にもあるが、それらについて詳細に語ることがレポートの目的ではないので、ここではそれらを、「何か未知のエネルギー」としておく。

はっきり言えるのは、それが私個人、あるいはほんの数人の体験だったということだけである。


誰がやっても同じ答えが出、つまり、何らかの方法を取れ

ばその現象を再現できて、客観的な観察に耐えられれば良いとは思うのだが、つまり、科学的な実験で検証できるものならば私の体験も認めてもらえるかもしれないのだが、いかんせん、その時も、場所も、体験者の年齢も、全ての状況が変化してしまっている。

　だから、再現性を重視している科学の世界では、多分受け入れられない現象だと思う。科学的な実験に耐えられないものは信憑性に著しく欠ける、と見做されてしまうのだから。一般的には、怪しげで不確認な、何かとてもオカルト(*)っぽいものだと感じられるだろうけれど、私や数人の人が体験した「何か未知のエネルギー」の存在は、いつかは、だれにも、ちゃんと「存在している」と認めてもらえる時期が来るだろうとは思っている。

（*）オカルトとは神秘的なこと、超自然的なさまをいう。肉眼では見えない、隠れた、あるいは難解なという意味であるが、最近では秘密の信じがたいものとか、人を惑わす魔術的なもの、などと、どちらかというと悪い意味に取られていることが多いように思う。

　もしかしたら、その「未知のエネルギー」は、私がいっとき精神的に何か異常をきたしていたから体験したのではないか、と考える人もいるかもしれない。そのような、本来ならば、見えるはずのないものが見えたりする現象に対し、医療の世界で、精神的な分野を扱う医師はどんな風に見ているのだろうか？

光が見えるのは脳のなせるわざ？

　例えば、こんな記事があった。

　岩手日報紙（二〇一六年一一月三日付）、白河夜船記（白河夜船とはペンネームだと思うが、氏はてんかん専門の医師）の、「てんかん医が見た記憶の謎その四」という記事を一部要約する。

「脳のある部分（側頭葉にある、記憶の中枢である海馬と呼ばれる場所）に突然電気の洪水が起こり、てんかんという症状になると、一時的に機能障害を起こし、今まで行ったことがない場所を、すでに来たことがあると思う、デジャビュ感覚（既視感）を味わったり、逆に、前から知っている場所（あるいは知っている人）なのに、初めて来た（会った）と感じるメジャビュ感覚（未視感）を味わって、家族の顔が分からなかったりする症状が現れるという。それらは脳のなせる技である」

と述べているから、私の体験も、何か私の脳に病的な欠陥があるためにそんな体験をしたのだろうかと心配になる。が、白河氏はまた、

「視覚は後頭葉で、距離的に海馬から離れているため、記憶を掘り起こすインパクトが弱くなるのではないかと思われます」

とも記されているから、「未知のエネルギー」である光線が私などに見えたのは、どうやら海馬への障害で引き起こされる「てんかん」による体験とは異なるようだ。

　私は、頭は悪いけれど、脳に病気、あるいは損傷などの欠

陥はない。だから、先述の「何か未知のエネルギー」体験は正真正銘、病気のなせる現象ではないと思う。

人間の掌からは何かのエネルギーが出ている、とはよく聞く。また、人によってそのエネルギーには強弱（個人差）があるとも言われている。将来は分からないが、そのエネルギーを活用して、病気の治療に役立てようという動きは、医療の世界、特に日本における西洋医学の世界ではまだ見られていないと思う。

では、わが家で、医学的な治療になぜ頼らなかったかというと、手かざし以外にその信仰では薬毒ということを教えていたからである。

薬毒に対する恐怖

医者の治療を仰げば、薬を処方されるのは普通である。アトピーの場合には飲み薬か、塗り薬を使用することになるだろう。そのような薬を用いると、症状はいったん収まるかもしれない。けれど、副作用（薬毒）による望ましくない状態が発生することもあるだろうから、そういう懸念のある治療は受けたくない、と思っていた。

その信仰では、薬による治療は、根本的な治療ではなく、症状を抑えるだけの一時的な対症療法である、と教えていたから、よほどのことがない限り、私は薬には頼らないほうが良い、頼りたくない、と判断していたのである。

信仰に素直と言えば素直だが、そのような考えが体に染み込んでいたため、わが家ではほとんど薬の厄介になったことがなかったのである。

そういうのを、それこそマインドコントロールされている状態だ、と評する人がいるかもしれない。そうかもしれないけれど、悪くコントロールされているなら困るが、私は薬の良い面の役割を否定してはいないから、そう言われるのは当たらない、と思っている。

当時、医者の門を叩き、アトピー性皮膚炎の治療と言われているものを施しても、なかなか治らないでいる人が多いと聞いていた。

治療薬、それも、ステロイド系の強い塗り薬を使用すれば、すぐに見かけはツルツルの、元通りの綺麗な肌に戻ることも承知していた。でも、それはあくまでも一時抑えで、薬の効き目がなくなれば再発し、もっと酷い状態になってぶり返す、という情報も得ていた。

ゆえに、医薬的な治療に子どもを全面的に委ねるのは考えものだと思っていた、只それだけの理由である。

誤解を招きたくないから言うが、その信仰が医学の全てを否定しているかというと、そんなことはない。必要に応じて医薬のお世話になるべきと判断したときは世話になるのが常識に適っている、とも教えているのだから、医者の世話になるかならないかは信者の自由に任されていた。それゆえ、何かあっても、責任を信仰に帰するのは間違いで、責任は全て個人の判断に帰されるのであるのは言うまでもない。

只、私、いや、わが家の場合、薬を用いるか否かは、生活上、非常に重要な点であると考えていたから、私自身は出産時と、歯科医に掛かるとき以外はずっと、医薬に頼らないという選択をして過ごしてきたと言うだけのことである。

ここで話は少しそれるが、その家訓（？）を破って、医薬に頼ったことがつい最近あった。と言っても、二年半程前のことであるけれど。

そのことも書いておく。

初めての救急車体験

２０１５年の秋口、連日パソコンで書き物をしていた私は、目を酷使していた。加えて、お盆前に実母が亡くなった疲れもあったのだろう、普段から凝りやすい肩や首が異常に凝り、それで頭へ送血する血管が強く圧迫されていたようだ。

そのため頭が貧血状態になり、初めは頭全体が重くなってボーッとし、その後すぐ酷い頭痛に襲われたのである。

痛みは徐々に増し、いくら手かざしをしてもらっても収まらない。三日目には我慢の限界を超えるほどになった。

その、余りの痛がりように困惑した家族が、私の承諾を得て救急車を頼む羽目になった。そんなことで、私は生涯で初めて救急車のお世話になったのである。

万一、その頭痛を我慢し続けていたら、重篤な病（例えばクモ膜下出血とか、脳梗塞の類の）になって大事になるかもしれない。そうなったらとても困ると私自身も感じていたし、痛みに耐えるストレスも限界を超えていたから、救急医療に頼らざるを得なかったのである。


それで夫に付き添ってもらって救急車に乗ったのだった。

とにかく、痛みが収まらなかったらどうにもならない状態だったのだから、一時抑えで良いから、痛み止めのお世話になろう、と判断したのは正しかったのだと思う。

その晩受け入れてくれた病院の医師に処方された痛み止めの効き目はすごかった。（どの医師も使うポピュラーな薬だったとは後で分かったが）

痛み止め薬と同時に、それによる強烈な胃荒れを緩和する薬も併用させられた。どちらも直径７～８ミリほどの小さな円盤型の錠剤である。それらを水とともに服用したところ、驚いたことになんと、たった３０分程で、さっきまでの痛みは一体何だったんだろう？　というくらい、急激に痛みが収まり始め、息子に迎えにきてもらった帰宅の車中では冗談が出るほど、痛くなくなってしまったのである！

ヤレヤレであった。

私以上に家族がホッとしたのは言うまでもない。

普段、薬を飲んでいない私だったから、尚、効き目が良かったのかもしれない。が、それだけ、痛み止め薬というものは症状を抑える（つまり、痛みを感じる神経を麻痺させる）強力なパワーを持っているものなのだ、との認識も新たにしたのである。

その後、８時間くらいで効き目が切れたのだろう、痛みが戻ったので、また薬のお世話になったが、次第に痛まないでいる間隔が長くなったので、薬の使用は３～４回で止めることができた。医者に処方された薬にはもう一種類、酷い肩凝り、首凝りを和らげるための、「筋肉弛緩《しかん》剤」というものがあった。これも、先述の痛み止めなどと同じような小さな錠剤である。

それを服用した後、肩や首の凝り感が幾分和らいだ感じはしたものの、弛緩したのはその辺りばかりではなかった。なんと、口が利きにくく、足取りまでうんとノロノロになってしまったのである。なるほど、口も足も筋肉で動いているのだから、薬の効果が全ての筋肉に及んだのだろう。筋肉弛緩剤というだけのことはある。これも凄いわ。と薬の威力（?）を実感させられたが、このままトロンとし続けて廃人みたいになったら困る。と思ったので、これは2回で止めたのである。

三種類全部の薬を止めた後、体調が回復するまで一ヶ月ぐらい掛かった。それだけ酷い凝りだったからだろう。薬のお世話になるのは嫌だったけれど、あのときは全くそのお蔭で乗り切られたのだから、私にとっては貴重な体験であった。

だから、わが家では頑《かたく》なに医薬を否定しているわけではない。ただ、薬に頼って治そうというのが当たり前のような生活はしたくない、というのは今も変わらないわが家のポリシー（?）なのである。

アトピー、猛威を振るう

話は戻るが、とにかく子どもを治したい一心で、私は次男に向かってちょくちょく例の手かざしをしていた。そのためか、治る時期が来たから治ったのか、ともかく四年生と六年生のときの症状は収まり、その後、彼は気持ちも穏やかになり、楽しく小学校を卒業したのである。信仰的に言えば、神様のご守護によって治った、と感じていたので、感謝していた。

だが、安心していたのも束の間、次男が中学生になり、伸び伸びと大好きなサッカーに熱中し出だした頃、アトピーは別の所に現れたのである。

今度は以前患った膝裏や口周りではなく、サッカー時のケガ防御のために付けていた脛《すね》当ての内部が汗でむれて痒くなり、両足首から脛の部分にかけてボツボツが発症したのである。

私は今回も神様のご守護に預かりたいと、懸命に手かざしを行った。が、子どもの症状は一向に良くならず、むしろ益々酷くなってゆくように思われ、途方に暮れていた。

それでも医薬には頼らないで乗り切れると信じていたのだが、今回ばかりは神頼みも駄目のようで、いくら懸命に手をかざしても、子どもは期待通り良くならない。手をかざせばかざすほど、子どもは乾いて、症状は一層酷くなってゆくように感じられた。そのため私は失望し、焦り、どうして良いか分からなくなっていた。

前のときは手かざしによる効果があったのだと信じていたが、今度は別の箇所に出たから、後から考えると、わが子の場合はアトピーの原因が根治していなかったのだろうと思う。

それまで、確かに手かざしの行為によって目の覚めるような奇跡的な出来事も幾つか体験していたし、病気ばかりか、気持ちが楽になったり、疲れが和らいだりしていたのは事実だった。特に精神的な面で様々なお陰と思われるものを実感していた私だった。

だから、手かざしが自然治癒力を高める補助手段としては大いに役立つものであるのは分かっていたが、今度の再発に関しては、どうやら別の対策を考えなければならないようだと、ようやく気づいたのであった。

イライラが募ったわが子が不良の仲間に

三度目の症状はとても酷いものだった。子どもはひどく痒がるし、とにかく痒いから掻く、掻くと皮膚がただれて痛む。でも掻かずにはいられないようだった。

そんな繰り返しで気持ちが始終落ち着かないのが傍目《はため》にもよく分かった。従って勉強どころではなく、イライラが募り、夜はかゆみで不眠が続いた。

やっと寝付いた頃には夜が明けており、登校時になっても起きられず、それが続いて、遂には不登校にまでなってしまったのである。

そうなると、昼間寝て、夜は目がランランとなる悪循環になる。都会は年中明るいから、真夜中に出歩いたりもする。そうすれば、いわゆる不良になっている子どもたちと出会うようになる。そして学校から落ちこぼれた同士、つまり、悪い仲間とズルズルと付き合うようになり、それまで私が夢にも思っていなかった、

「まさかうちの子が」、「うちの子に限って」というセリフがわが身に実感となって迫って来たのである。

私は、そんなことが、わが子に起こっているとはなかなか信じられず、母親を辞めたくなってしまうほどショックを受けた。それで、嘆いたり喚《わめ》いたり、きつくお説教をしたりして彼を立ち直らせようとしたが、何をしても全部裏目に出て、彼の不良度は益々エスカレートするばかりであった。

子どもは悪仲間に倣って髪の毛を茶色くしたり、金髪にしたり、思いっきり荒れていた。

彼を掴まえ、そうなってしまった理由を問い質すと、

「おれがこうなったのは病気のせいだ。全部このアトピーが悪いんだ」

と繰り返すだけである。しつこくお説教をすると、喚いたり暴れたりして反省の色など全然無い。私が、

「病気していたって、不良にならない子だっているよ」

口を尖らせて反論してもだめだった。

夜中にどこへ行ったか分からない息子を捜しに、夫と私は幾度も市中を車で駆け回って、心当たりを訪ね歩いたりしたこともあった。

遂には、

「お子さんが仲間とビルの屋上でシンナーを吸っていたから補導しました」と警察から家に連絡が来る始末だった。

深夜の警察に彼を引き取りに行った私は、母親としてあんなに恥ずかしい思いをしたことはない。私にとっては生涯で最悪の事態だった。

そんなこんなで、およそ半年間、彼に振り回されて家中疲れ切り、夫の仕事にも支障をきたしかねないところまで行ってしまったのである。何とかしなければならないと思ったが、どうして良いか分からなかった。只ひたすら神に祈り、地獄的状態から救われたいと願っていた。

そのような状態を見かねたある友人から、

「頼りになる人がいるから、相談したら良いよ」

心配してくれる電話が入った。藁にも縋る思いで案内してもらったところ、そこは、以前、不良だった児童を見守り、立ち直らせるのに力を貸す保護観察官を長くし、豊富な経験を積んでいた年配の男性の家であった。

私はその人から、こういうアドバイスを受けた。

「そういうお子さんは、悪友たちのいる所からなるべく遠く離れた地方の、普通の公立学校へ転校させたら良いんですよ。そうすればきっと立ち直れるから大丈夫です」

と言われたのである。そんなに安請け合いしていいのだろうか、と感じたが、それが神様に祈った結果なのだろうと思い直し、言われたことを実行する以外に無い、と決意した。

帰宅した私から思いがけない話を聞かされた夫は、とても驚いていた。が、彼にもこれという対策は無かったから、頂いたアドバイスをすぐに実行に移すべく、具体策を二人で考え出した。

まずは行く先である。

神奈川からできるだけ遠く離れた地方、と言えば、母親と同居して岩手で暮らしている実弟の家族を頼る以外に当てはない。

電話で母に相談すると、大層驚かせてしまったが、「そういうことならこっちへ来なさい」とすぐに言ってくれた。

幸い、弟の家族の了解ももらえ、私と、次男が転地療養ということで、しばらくのあいだ、岩手へ行くことがとんとんと決まったのである。

ではあったが、実は、岩手しか行くところがないと分かった時、私は正直、困ったな、と思っていた。

（岩手か。冬は寒いだろうな。それが一番嫌だなぁ……）

想像して、すごく抵抗を感じていたが、それは自分の都合であって、子どものためなら、子どもを良くするためなら、それぐらい我慢しなければならない、と自分に言い聞かせて岩手行きを決心せざるを得なかったのである。

残るは、子どもが承知するかどうかだった。

その頃、次男は仲の良かった不良仲間に裏切られ、諍《いさか》いをしていたことでクサクサしていた。幸い、そうなる直前の春休みに、少しの間でも彼を悪い仲間と引き離しておきたいと思った私が、彼を連れて岩手へスキー体験に行っていたのが布石になった。

次男は初体験のスキーをとても気に入って帰宅した。

そのため、私が、

「岩手の学校へ転校するのはどう？」

やんわりと切り出したとき、彼は即座に、

「岩手なら、いとこたちもいるし、スキーができるから、行ってもいい」

と乗り気になってくれたので、話はすぐに決まった。子どもの気の変わらない内に、と私はすぐに学校へ出向いて担任にその旨を伝え、転校の手続きをしてきた。

こうして岩手行きは固まった。

それについては当然ながら、当時高校生だった長男にも相談したけれど、相談と言うより、一方的な決断を伝えて分かってもらうしかなかったのだが、彼はうなずいてくれた。

母親がいなくなる寂しさなどを想像したのだろう、一瞬顔を曇らせたが、かつてないお家の一大事のときだ、仕方なくうなずかざるを得なかったのだ。

十八歳の長男を、夫と二人きりの都会に残してゆくのは私も身を切られるように辛かったが、どうしようもなかった。

その後も細かいことを話し合う家族会議を慌しく行った末、次男が立ち直れるなら、しばらく家族が離れ離れになって、互いに不自由な生活をするのもやむを得ない、そうするしかない、と全員の気持ちが一つになったのである。

第２章　岩手での暮らし

第2章　岩手での暮らし

岩手行き

以上が、わが家が岩手に移住した理由である。

一家で移住したと言っても、全員揃《そろ》ったのは後の話で、最初は次男と私と二人だけで、仕方なく来たのであった。

ところが、子どもの病気が治り、（どうして治ったかは、後述）落ち着いて辺りを見回していると、子どもがなんと、

「お母さん、ここはいい所だねえ。僕はここに住みたいよ」

思いがけないことを言い出すではないか。

神奈川へ帰ったら、また病気がぶり返すかもしれない。それが心配だし、せっかく切り離した悪友たちと寄りが戻ったりしたら、もっと大変だと、そういう懸念も私にはあった。

それより何より、私自身も岩手を気に入ってしまったので、

「いいねえ。できたら、そうしたいねえ」

とすぐに同調してしまったというわけである。

子どもの病気が治ったら、すぐに神奈川に帰って来ると思っていた夫は、二人の話を聞いて、とんでもない、と思ったようである。そっちに仕事が見つかれば良いが、東京の会社で、それまで営々として築き上げて来た地位も給料も捨てて、果たして岩手にそれだけの収入を得られる仕事が見つかるだろうか、それが最大の懸念だというのである。

無理もない。と思ったけれど、子供と私の熱烈な願いが叶って、二人が岩手に来て一年半後には、夫はそれまで勤めていた会社を辞せる運びになり、岩手に合流できたのである。

（岩手に来てからの夫の仕事については後述する）。

夫が来てから一年後、私たちは、それまで暮らしていた村営住宅での生活に終止符を打った。

子供には、

「岩手で暮らすからには、岩手に家を建てて住む」

と約束させられていたので、岩手山（２０３８ｍ）が、綺麗に裾まで見える松尾村の一画に土地を求め、新築した家へ引っ越すことができたのである。

それから十四年後、２０１１年3月１１日にあの忌まわしい東日本大震災に襲われた。震度5強は私が生まれて初めて体験した激しい揺れであった。大黒柱にしがみついて揺れが収まるのを待った。が、いっときは死ぬかと思ったくらい、揺れはきつかった。

余震に怯えながら三日間、電気の無い生活をした。

幸い、内陸部には被害がほとんどなかったけれど、沿岸部では岩手・宮城・福島を中心に夥《おびただ》しい犠牲者(*)が出た。

あれから6年後、２０１７年に至るも、福島の原発の処理を含め、今もって完全な復興が叶わないでいる状態である。

（＊）警察庁の発表によると、２０１６年（平成２８年）3月１０日、死者は１５８９４人、重軽傷者は６１５２人、警察に届出があった行方不明者は２５６１人である。（ウィキペディアより）。

震災から二年後、ずっと東京で一人暮らしを続けていた長男が岩手に合流し、私たちは遂に家族四人、揃って岩手県の住民になったのである。

話は遡るが、私と次男が岩手に来た初めの頃の生活と、次男のアトピーの症状についてあらましを記しておく。

体中を襲った酷いアトピー

1995年5月1日、私の運転する軽自動車に、身の周りの僅かな物だけを詰め込んで神奈川を出発した私と次男は、遥々600キロ余り、時間にして、通常なら8時間くらいで行ける道のりを、不安と疲れを抱えながら岩手県へ向かった。

首都高速道へ入るまでの道を間違えたり、延々と続く東北高速道の途中、何度も休憩を取ったりしながら行ったので、松尾村に辿り着くまで半日もかかってしまった。

到着して10日間程は弟宅に厄介になったが、いつまでも世話になっているわけにはいかない。

村役場へ行って住む所を相談したところ、幸運なことに、村営住宅に丁度空きがあるという。

早速子どもと見学に行ったところ、明るく、部屋数も広さも二人で住むには十分だった。家賃も安い上に、周囲には緑が溢れ、転地療養には最適の環境だと感じられた。

尚かつ、そこは、東八幡平温泉郷という名勝の入り口でもあり、バス停も近く、小さいスーパーや郵便局等もそばにあるので、すぐに住まわせてもらうことにした。

子どもが転入する地元の公立の中学校への手続きも済ませ、岩手における彼と私との生活が始まったのである。季節は春うららかなゴールデンウィークの直後であった。

その後どうなったのか、読者は信じられないような話だと感じられるかもしれないが、結論だけを先に言うと、さしもの酷いアトピー性皮膚炎が、転居後、僅か4ヶ月で完治したのである！

どうしてそんなに短期間に治ったのか、何を施したから治ったのかについては後で述べるが、それまでのアトピーが、どんなに酷かったかをここで詳しく語っておく。

神奈川に居た頃、子どもが中学生になって間もなく、足首から始まった皮膚の炎症は、徐々に体の上部にもボツボツと出てきていた。

岩手へ移住した頃には、顔の一部にも現れていたから、彼はそれを非常に気にしていた。ゴールデンウィークが終わり、学校が始まったとき、彼はたった二日間しか登校しなかった。制服の詰襟が首に当たって痛いのが我慢できないのと、体面が気になる年頃なのが相俟《ま》って、

「こんな酷い顔で同級生にジロジロ見られるのが死ぬほど嫌だ。治るまではどこへも出たくない」

と、言い張り、その後は頑なに登校を拒否したのである。

中学生ともなれば体が大きくなっている。その子の首に縄を掛けて引っ張って行くことなど不可能だ。せっかく万難を排して遠方の学校へ転校できたのに……、と私はとても落胆したが、どうすることもできなかった。

その後なんと二カ月間も、子どもは一切の外出を拒否し続け、村営住宅から一歩も外へ出なかったのである。

私はといえば、買い物時以外は、そんな子と終日向き合っているのだ。息が詰まってたまったものではない。

とはいえ、アトピーを治すために掛ける時間は十分確保できたので、腰を据えて対策を講じられた。

村営住宅に落ち着いてから、それを待っていたかのように、体中に吹き出した彼のアトピーは、下半身から上半身へと広がり、首から顔一面に出て来、顔はまるで怪談のお岩さんかと思うほどパンパンに腫れ上がった。（その証拠写真を撮っておかなかったのが残念でならない）。

体はどこもかしこも赤いボツボツに覆われ、痛みと痒みを訴える彼はさぞ辛かっただろうと思う。実際、親でも目を背けたくなるほど醜い状態になってしまったのであるから。

親が言うのも何だが、病気前の子どもは普通の、むしろ、可愛いと言っても良いくらいの顔立ちをしていたのに……。

だが、いくら可哀想だと思っても、親が病気を代わってあげることはできない。親は只、子どもを見守ることと、子どもが治るのに役立ちそうな外面からの支援を精一杯、するしかなかったのである。

お世話になった中学校と、担任の先生

子どもが転校した学校の担任の男先生は大変親切で、不登校を続けている子どものことをとても心配して下さり、お忙しい中、学校から遠い道のりを厭わず、毎週のように様子を見に訪問して下さった。

Ｎ先生は情熱とユーモアに溢れ、ご自分も中学生頃、不良を気取って、眉やもみあげを剃り込んでいたりしていたことなどを話して私たちを笑わせたり、少しぐらい学校を休んでも大丈夫、すぐに追いつけるから、と子どもを励ましたりしてくださった。

先生が辛抱強く子どもの言い分をじっくり聞いてくださったので、子どもは次第に心を開いてゆき、早く治って学校に行きたいという気持ちに変わっていった。

アトピーが少し良くなってきた頃、早く登校させたいと焦る私に先生は、

「彼が自分から学校へ行く、と言い出すまで、お母さんはじっと待ってあげてください。学校へ行くのはお母さんではなく、彼なんですから」

諭すようにおっしゃってくださった。

子どもがだいぶ良くなってきた頃、先生はそろそろ同級生に馴染んだ方が良いだろう、と、クラスの男子生徒数人を連れて見舞いかたがた、子どもを彼らと一緒の食事に誘ってくださったことさえあった。

それなのに、あいにく子どもは、

「まだ完全に治っていないから誰にも会いたくない」

と断り、先生にも彼らにも大変失礼なことをしてしまった。

そんな子どもを嘆く私に中学校の校長先生は、

「お子さんがある程度良くなったら、まだ登校しなくても良いですから、できるだけ彼を外へ連れ出して外気に触れさせ

てあげてください。それが大切です」
とアドバイスをしてくださった。
それは村営住宅に入ってから二カ月くらい経った頃だった。アトピーがある程度良くなってきていた頃で、校長先生のお墨付きを頂いたので、私は彼を車に乗せて八幡平の頂上までドライブして景色を楽しんだり、従弟《いとこ》が休みの土日は、一緒に松川の渓流釣りや、手近な沼のフナ釣りに出掛けたりしたのである。

話は前後するが、アトピーが一番酷いときは、顔の表面だけではなく、しまいには目の中、耳たぶ、頭のてっぺんにも及んで吹き出していた。

背中に出たときなどは痛くて仰向けに寝ることができず、重ねた布団に横向きに寄り掛かって休むしかない状態だったから、深く眠れなくてとても辛そうだった。

起床時に彼の寝具を見ると、あちこちに血膿が染み、掻きむしったかさぶたの欠片《かけら》が散らばり、洗濯が大変だった。

けれども、さしも猛威を奮ったアトピーも、最初に始まった足首辺りから薄紙を剥ぐように治り始めると、最後には厚紙を剥ぐようにどんどん良くなり、村営住宅に入居後、僅か四ヶ月くらいで完治してしまったのである！

第３章　波動との出会い

第３章　波動との出会い

世界は波動でできている

さて、それでは、その酷いアトピーが、どうして短期間に良くなったのか、しかも今に至るも再発が無く、根治出来たかについて縷々《るる》話させていただく。

神奈川にいた頃、私は先述の信仰の学びの延長上で、目に見えない「波動」の世界に特に興味を持ち、一人でその方面の勉強をしていた。

波動と言っただけでは良く分からないであろうが、物理学の用語である。例えば、電波が発している周波数のことなど、と言えば理解してもらえるかもしれない。

周波数というのは、

「ものの発している振動波の山と次の山（または谷と谷）との距離、つまり、波長を一単位として、その数が一秒間に幾つ生じるか、その振動数・周波数を測り、ヘルツ（Hz）という単位で表す数字のことである」

そう言っても、まだ分かりにくいかもしれない。

身近なことで言うと、テレビのチャンネル合わせなどで、例えばＮＨＫにダイヤルを合わせれば、（つまり、周波数を合わせれば）ＮＨＫの番組が見られるように、同じ周波数は同じものを引き寄せる、と了解して貰えば分かり易いかもしれない。

ものの発している周波数は目には見えないが、確実に存在しているものである。電気などは目には見えない。

けれど、その存在が疑えないように、この世の中は目に見えない振動に満ちている、と言っても過言ではないようだ。

では電気について、理屈が分かっている人と分かっていない人で、電気の恩恵に浴するのに相違があるかというと、そんなことは無いのと同じように、理屈は分からないでも、確かに存在していて、人間に、いや、存在しているもの全てに影響を与え合っているものが、目に見えない周波数、それが波動と言われているものなのである。

波動に関する本を紐解くと、目に見えない周波数は、程度の強弱に関わらず、存在しているもの全てから発せられている、つまり、世界は波動でできているというのだ。

そんなことを聞くと、

「へえー、波動が関係しているのは、電波なんかばかりじゃないんだ。全てのものが発しているというと、じゃ、人間も何らかの周波数、つまり波動を発しているというのかな？」

そのような疑問が湧くであろう。

もちろん、人間も、その人固有の波動、すなわち周波数（今後は波動と書くことが多い）を発しているのである。

たまにそれをオーラ（周波数の粒子の部分だという）の形で見える人がいる話は聞く。

驚くなかれ、わが連れ合いはある時、たった三日間だけだったが、突然、人の周囲に発している、人に依って異なる色のオーラが発しているのを見るという体験をしている。連れ合いはそれまでは、そういう方面には懐疑的な人であった。が、その体験以後は、

「人間は間違いなくその人固有のオーラを周囲に発しているのが鮮明に分かった」

と言っている。

もの（人にも）には荒っぽさ、繊細さ、優雅さ、など、感覚でも感じられる波動が出ているから、それを私たちは感じられるのであって、目には見えないが、声や言葉が発する音にも特有の周波数があるから、共鳴や共振が起こるのだという。

言い変えれば、共鳴する、というのは、その周波数（波動）に自分の波動が合っているからであり、癒やされるのは、その波動が人を癒やせる周波数を持っているからであろう。

そんな目に見えない波動というものを測定し、数値で表せるのが大病院などで使用しているＭＲＩと言う検査機器である。

ＭＲＩとは、Magnetic Resonance Imaging の略で、日本語にすると、「磁場共鳴画像機器」となる。

一台、何億円もするというその機器の役割は、ご存知の方も多いであろうが、患者のどこが悪いのか検査するのに用いられ、画像により精密な検査結果が出るものである。

他には、それよりはずっと安いが、それでも、数百万円はするＭＲＡと言う機器がある。ＭＲＡとは、Magnetic Resonance Analyzer, つまり、「磁気共鳴分析機器」という。これは波形・数値・共鳴音等で判断する機器である。

後者の機器は一般企業（特に食品やサプリメントなど）の開発などに威力を発揮しており、取り入れている企業も少なくないが、医療用には米国（特に西海岸）やドイツ、英国などではかなり普及しているものの、日本ではまだ認知度が低く、使用している医療機関は限られているのが現状である。

ＭＲＩとＭＲＡとの相違点は、ＭＲＩが画像で診断できるのに対し、ＭＲＡではパソコンの画面上に波形と数値で周波数が表されるという違いがある。

画像で出ても、波形や数値で出ても、それらを読み取る人の能力、つまり、どちらも検査する人の熟練度がモノを言う場合が多いと言われている。

夫に確認したところ、最近は、ＭＲＡ（今述べたＭＲＡとは別種の高額な機器）で、細かい検査、例えば体の部位を輪切りに写して病気を発見することが容易にできる機器を備えている総合病院がかなりあるという。

我が家の次男のアトピーが劇的に良くなり、根治できたのは波動機器、ＭＲＡ（安価な方）の分析によるところが大きかったので、上記機器についても触れたしだいであるが、波動機器については、また後の方でも頻繁に出てくるので、その言葉を心に留めておいていただけると有難い。

波動機器を知る

この章では、私が波動機器に出会ったきっかけと、その後、アトピーが治った経過について報告させていただく。

わが子のアトピーの原因は、波動測定によってあっけなく分かった。加えて、治療の対策も立ててもらえたため、速やかにアトピーの原因が取り除かれ、元の健康状態に復したのである。

波動機器の実態なるものに初めて接したのは、私一家がまだ神奈川にいる１９９４年の暮れ頃であった。

子どものしつこいアトピーの原因が分からないで家族が不安に陥っているとき、波動機器（ＭＲＡ）を操作して原因を探ってくれる波動のオペレーター（波動機器を操作して検査を受ける人の健康状態を掴む人）が横浜の某皮膚科クリニックに来ると言う情報を得た私は、子どもを同行できなかったので、本人が居合わせない場合の検査に必要だと言われた、子どもの尿を持参してそこへ出向いた。

某クリニックは評判が良いとのことで、酷い皮膚病に悩んでいる患者が大勢詰めかけていた。皆、期待と不安の入り混じった顔でオペレーターの回りに集まり、波動機器による「測定」なるものを見守っていた。

私の順番が来て、わが子の尿を測定してもらった結果、彼のアトピーの原因と対策が短時間で判明したのである。

測定には十五分も掛からなかったと思う。それには驚いた。

医療関係での尿検査や、血液検査等の結果が判明するのは、通常、よほどのことが無い限り、その場で、というのは難しいのではなかろうか。普通は、日を改めて出向いて検査結果を聞かなければならないと聞いている。

だが、波動機器による測定は、その場で患者の今の健康状態が、数値で段階的に表され、一覧表になって出て来る機器であった。

オペレーターの説明を受ければ、だれにもその数値の意味や、病気などの原因が分かり、従って治療の対策にもめどがつき易い、という具合に、じつに便利な機器なのであった。

――と言っても、人体の測定をするときは、医者の管轄の元に行わなければ法に抵触するから、測定士はそのクリニックに招かれて測定を行っていたのであった。また言うまでもなく、測定士は、かなり熟練し、諸々の研鑽を積んでいなければ的確な測定ができないということも分かったのである。

（ＭＲＡ波動機器について詳しくは、巻末に記載したような文献が一般向けで分かり易く、参考になるので参照して頂きたい）

波動でアトピーの原因と対策が判明

波動機器による測定で、子どものアトピーがどんな数字になって表れたかを具体的にここで示したいところであるが、機器にも各種あり、設定されている最高値、最低値に違いがあるので、ここでは健康な人の平均値から見て高いか、低いかという数値だと表現しておく。

健康な人の皮膚の数値に比べると、１９９４年（平成６年）当時、中学一年だった子どもの「皮膚」の数値は極端に低く、「アレルギー」の項目も同様に低かった。

それらの項目が、当然の如く低い数値で現われたのは納得がいったが、驚いたのは、「ビタミン、ミネラル(*)」の項目および、「ストレス」の項目が極端に低い数値で示されたことである。

ところが、目立って低かったのはそれらの四項目だけで、成人病とされている糖尿病とか、高脂血症とか、ガン等の心配などはまったく無く、それらに関連する各臓器の数値は正常であったし、その他の体の部位も問題はほとんど無いという結果だった。

　アトピーの主原因は絞られたのである。

　対策は、アトピーとして表れている「皮膚アレルギー」を改善するため、「ビタミン、ミネラル」を多く含んでいる食品を摂ることと、「ストレス」の原因を突き止め、ストレスを減らす対策を講ずれば良い、ということが分かったのである。

　——と、言葉で言うのは易いが、行うは難し、である。

「ビタミン、ミネラル」については、学生時代に習っていたはずだが、不勉強な私は、それがどんなものであるか良く理解せずにきたものだから、それらの学びから始めなければならなかった。

　それと、どれも多種類あるようなので、どんな食品に、どんなビタミンが、あるいはミネラルが多く含まれているのか、それらも知る必要があった。

食べ物を見直す

　わが子のアトピーの根治のためには、家の飲用水を含めた3度の食事、おやつの内容まで総点検して、体に悪いと分かったものは排除し、良いものを取り入れる食生活の大改善をせねばならないと分かった。


（＊）ビタミンとは周知の如く、ビタミンA・B・C・Eなどを始め、体の機能を潤滑にし、成長を促進するために不可欠な、有機物から成る栄養素であり、複数の元素から構成されている。

　それに対し、ミネラルは、通常、水・空気・鉱物を原料として作った物質の総称をいうが、ここでは、カルシウムや鉄やマグネシウムなど、一種類の元素そのもので、栄養素として生理作用に必要な無機物を指し、体内では作られない栄養素のことをいう。

　ビタミン、ミネラルに関しては多くの書物が出ているが、ここでは『改訂新版ビタミン・バイブル』アール・ミンデル著、丸元淑生訳（小学館）を参照した。

波動機器で判る食品の良し悪し

　しかしながら、「ワー、大変そうだ！」と立ち止まって躊躇している暇はなかった。気を取り直してわが家の食生活を見直してみると、当然のことながら、水は水道水を使用していた。（当時、ミネラルウオーターは今ほどポピュラーでは決してなかった）何にでも水道水を使うしかないので、恐る恐る家の水道水を波動測定してもらったところ、なんとも体に良くない、低い数値が出たのであった。

　飲料用の水道水は、衛生面から、殺菌消毒のための塩素が浄水場に投入されている。厚生労働省で定める基準(＊)を満たすためには、止むを得ない措置だとは分かっていたが、波動でそれほど酷い数値が出るとは驚く以外になかった。


（＊）水道法に基づき、蛇口での残留塩素濃度が0・1mg／L以上保持されていなければならないとする水質検査の基準。

とにかく、水道水をそのまま飲むのには抵抗を感じたので、わが家では早速、波動測定で体にとって良い数値を示した浄水器を取り付け、まず水の改善から着手した。

引っ越した先の松尾村の水道水は、波動機器による測定によると、都会のそれよりは格段に良い数値を示していた。

それでも念のため、村営住宅の台所にも、やはり浄水器は取り付けて、料理や飲用にはその水を利用していたので、親しくなった村人からは、「神経質だねえ」と笑われたりしていたけれど、私は真剣であった。

その後、都会の水質は随分改善されたようであるが、やはり、水源の水そのものが松尾村の方が都会とは比較できないほど優れているのだから、人体の6～7割を占めている重要な水分を、良い水で摂取できるのは幸せだと思った。

食材については、できれば無化学農薬、無化学合成肥料で、あるいは有機栽培で作られた波動数値の高い野菜を食するのが良いとの情報は得ていたものの、大都会に住んでいた当時は、そのような食材を入手するのは大変難しかった。

それなら、畑を借りて、自家製の理想野菜を栽培すれば良いのかもしれないが、忙しいサラリーマン家庭が継続してお百姓さんの真似をするのもなかなか困難であった。

神奈川に居た頃、市民農園を抽選で借り受けられたので、12㎡（4坪ほど）の畑を耕していたことがあった。が、毎年抽選が行われ、当たらないこともあり、幸い当選しても、前の畑と別な場所を割り当てられるので、健全な土壌にするための継続的な土の改善などが叶わず、残念ながら自家製野菜を生産する作業からは撤退していたのである。

そのようなわけで、普段は、最寄りのスーパーで販売されている食材を利用せざるを得ないでいた。

しかも、生鮮以外の食品は生産される過程で、体に良くないとされる添加物が多用されているものが多いと分かったから、食生活改善には多大の苦労が伴った。

子どもの好きな肉や卵など、どんな過程を経て生産されているのかも不明のまま、従って品質の良し悪しもよく分からず、スーパーで買い入れていたものを料理していた過去を振り返るとゾッとする。

波動機器を知ってからは、測定士に依頼して、常食しているものを順次測定してもらったところ、健康にはごく悪い、低い数値のものがあることも分かった。

それまで子どもは、おやつといえば、油で揚げた、塩味の濃い、いわゆるジャンクフードを好み、清涼飲用水をよく飲んでいた。それらはあまり体には良くないのではないかと疑念を持っていたけれど、神経を尖らせてばかりはいられなかった。

私は手作りお菓子用に、使い勝手のよいショートニング（食用加工油脂の一種）やマーガリン[*]を多用していたから、それらがアトピーの原因の一つになっていると分かったときは、とんでもないことをしていたとびっくりしたものである。

でも、済んでしまったことを嘆いても始まらない。

分子栄養学（後述）を学んでからは、子どものアトピーは食源病であることが腑に落ちた。親の、食に対する無関心と無知ゆえの当然の帰結だったと痛感させられたのである。

（＊）マーガリン、ショートニングのような、植物油に水素を添加して人工的に作り出されたトランス型脂肪酸は、細胞膜の構成を弱くする材料である。使うならバターのようなシス型脂肪酸の方が良いのである。
　トランス型脂肪酸を摂り続けていると、アトピー性皮膚炎等の原因になるばかりか、心疾患（心臓病）にもなり易いことが分かっている。もちろん、脂肪全般の摂り過ぎが良くないのは言うまでもない。
　トランス型、シス型の脂肪酸については、分子栄養学の本を参照されたい。その他に、『何を食べるべきか―栄養学は警告する』丸元淑生《よしお》著（講談社＋α文庫）に詳しく解説してあるのが分かり易いので読者にはお薦めする。

食生活の改善に本気で取り組む

それ以来、私はショートニング、マーガリンの使用を直ちに止め、白砂糖も特別な時以外は使わず、多少でもミネラルを含んでいる茶色の砂糖を選ぶようになった。

塩に至っては、成分中のミネラルの中でも、ナトリウム（塩化ナトリウム）だけが突出している精製された食卓塩(＊)を止め、多種類のミネラルに富んでいる粗塩《あらしお》を調味料に用いた。

なぜかというと、食卓塩を調理に用いると、単純に言えば、塩分（ナトリウム）が過剰になるので、水分を多く摂って薄めねばならなくなり、それで身体がむくむ。それを防ぐためには、細胞内外の水分バランスを保つために、必要なカリウム(＊)の不足を過剰に補わなければならないのである。

なぜなら、ナトリウムは細胞外の、カリウムは細胞内の水分バランスを調節する役目を担っているからだ。

（＊）食卓塩は、海水から塩の成分だけを取り出す「イオン交換膜製塩法」というやり方で海水を濃くして作られており、ナトリウムが９９％以上を占めているといわれている。サラサラにして使い易くするため、炭酸カルシュウムと炭酸マグネシウムが添加されている。
詳細は省くが、食卓塩は、粗塩《あらしお》（天日塩）と異なり、手間が掛からず、一時に大量に製造できる利点があるけれど、偏ったミネラルのみなので、食用には粗塩が良いのは言うまでもない。

（＊）カリウムは、柑橘類やバナナなどの果物、すべての緑黄色野菜に多く含まれている。

但し、食卓塩に限らず、粗塩であっても、塩分の摂りすぎ(＊)は高血圧症や腎疾患、心疾患等を招くと言われているので、注意すべきなのは言うまでもない。

（＊）一日に摂取してよいとされる塩分は、成人男性で１０ｇ、女性で８ｇ未満が望ましいとされている。もちろん、塩分の摂り過ぎだけが高血圧の原因ではない。魚以外の動物の脂肪を摂り過ぎると動脈硬化を招き、高血圧にもなるのは周知の事実である。

人の体（肉体）はどのような原子、分子から構成されているかというと、約７０％は酸素と水素の化合物の水分である。体重７０kgの成人の約６１％にあたる４３kgは、呼吸で取り入れられる酸素原子であり、酸素や水素の他に、血や筋肉や脂肪を構成している炭素や窒素の化合物を合わせると、全体のおよそ９６・６％がそれら4元素で占められている。

ミネラルが占める割合は、骨を形作っているカルシウムが一番多く、マグネシウム、カリウム、ナトリウム、硫黄《いおう》、リン、塩素の主要元素が全体の３～４％を占めている。

加えて、現在分かっているだけでも、人体には必須量の異なる２０種類近い他の微量のミネラル(＊)が必要だからで、どの一つのミネラルが突出しても、または不足しても、バランスを欠き、健康な生活を営めないようになっている。従って、塩分、特にナトリウムだけが突出している精製された食卓塩を避けたいわけはそこにある。

（＊）人体の健全な維持に必要な他のミネラルとは、全体の僅か０・０２％だけしか占めていず、極く微量だが、鉄、亜鉛、銅、マンガン、コバルト、クロム、モリブデン、ヨウ素、フッ素、ケイ素、ホウ素、セレン、ニッケル、バナジウム等である。

という具合に、私宅ではその他の食品も、できるだけ表示を見、無用な添加物を使用していないか、それらの使用の少ないものを選んで購入するようになった。

松尾村の村営住宅へ入ってからは、特別育成方法で作られた、波動数値の高い（つまり、質の良いと言われる）豚肉や鶏肉を生産しているという生産者が遠くの四国にいることを知ったので、わざわざそういう所へ注文して取り寄せたりしたこともあった。当然それらはかなり割高で、送料の負担も嵩んだが、子どものためなら仕方がないと思った。

また、波動測定士の方から、ビタミンやミネラルは大体、野菜に多く含まれ、化学農薬や化学合成肥料に冒されていない野菜ほど、健康に良いのは言うまでもないと教えられた。実際に種々な野菜を波動測定で比較して見せられたので、それが良く分かった。

子どもは野菜嫌いであったが、アトピーが治るならば、と野菜を我慢して食べるようになった。野菜に加えて、ビタミン、ミネラルの不足を補うために、波動数値の高いミネラル水やサプリメント(＊)も入手して子どもに摂らせた。

（＊）サプリメントとは、特定の栄養素を補うために大半は簡単に摂取できる形になっている補助食品のこと。現代の野菜は昔と比べると栄養価が著しく低くなっているものが多いと分かったので、サプリメントで補うのもやむを得ないと割り切って使用している。近年、どこを見ても花盛りの感のサプリメントだが、野菜が昔日の栄養価を取り戻す栽培方法で育てられ、それがたやすく入手できるようになれば、サプリメントの必要性は後退してゆくものとも思っている。

その後も波動測定士の方と何度か手紙のやり取りをして食事指導を頂いたり、納豆や海藻などを多く取り入れた食事を心掛けたりしたため、子どもと私の食生活は著しく改善された。

その上、有難いことに、子どもはその後、野菜が大好きになり、野菜が入らない料理には文句を言うまでに体質が変わり、とても健康になったことを付記しておく。

子どものストレスは親が主原因であった

さて、食事改善の話についてはこれぐらいにして、もう一つ、波動数値のとても低かった「ストレス」について、それがどのように改善されたかをお話ししよう。

波動測定によって、「ストレス」が子どものアトピーの大きな原因の一つであると示された私は、その数値の低さに衝撃を受けた。それで、子どもにその測定表を見せ、

「これはどういうことなの？」と訊いてみた。

すると驚いたことに、彼は、

「そうだよ。おれにストレスが一杯あるって、やっと分かってくれたんだね。おれのストレスの大半は、正直に言うと、〝お母さん〟が原因なんだ。お父さんもそうだったけれど、特にお母さんが、おれにあれこれ口うるさく言うから、それが一番大きいストレスになっていたんだよ！」

と言うではないか。

「そ、そうなの」

絶句する以外になかった。

なんと、彼の一番のストレスが母親の私だったとは！

意外なことだった。

それまで子どものために良かれと思って言っていたことが相手には大きなストレスになっていて、それが酷いアトピーの主要な原因の一つになっていたとは、私には全然分かっていなかったのである。

振り返ってみれば、確かに私は子どもに対して口うるさかったと思う。「ああしなさい、こうしなさい、アレをしてはだめ、コレもしてはだめ……」とひどくうるさかったようだ。

彼にそれを問い質して以降、私はできるだけ口を閉ざし、子どもがうるさがる言い方は一切しないようにし、もっぱら子どもの心情に寄り添うことを心掛けた。

それは効果てきめんだった。

家族4人が一緒のときは、分かりにくかった言葉の影響が、次男と2人きりの暮らしになったら、鮮明に分かった。どちらかが発した言葉次第で、良くも悪くもその場の雰囲気が決まってしまうのをありありと感じたからだ。

私から何か言葉が発せられたときは、必ずそこにいる相手、つまり子どもからだけ反応があるのだから、その反応は、子どもが私の言葉をどう感じたか、を表している。たったそれだけのことが2人きりで暮らしてみてよく分かってきたのだ。

なんという鈍感な母親だったことだろう。

そういう自分が情けなくなった。

けれど、情けないと感じているだけでは事態は改善しない。

私はどうしたら良いか必死に考え、それまでやってきた、「自分の気分に振り回されて、それを口に出す」ことを止めて、まず、「子どもの気分、子どもの気持ちを感じること」だけに集中し続けた。

自分のおしゃべりを我慢し、子どもの言いたいことに耳を傾け、本音を聞き取るのは結構難しく、私にとっては苦痛ですらあった。

けれど、我慢は報いられた。間もなく彼から、

「お母さん、変ったね。最近はおれの話をよく聞いてくれるじゃないか。おれはストレスが少なくなって気分がいいよ」

そんな声が出るようになった。

それまでの私は、自分のストレスをおしゃべりで解消していた傾向があったが、それが子どもにとっては苦痛になるほどのストレスになっていたのだということが初めて納得できた。

そんなことで、私は彼によって否応なく「親業」をせざるを得なかったのである。

親としてまるでなっていなかった私が、それで少しはマシになったのかどうかは分からないが、とにかく息子は、

「お母さん、変わったね。いい方に変わってくれたね」

そんなふうに言ってくれるようになり、その言葉が励みになった。子どもにとっていい親であるための修行は、私にとっては辛かったが、報いられたと思った。

更に報いられたと思ったのは、彼のあれほど酷かったアトピーが、一番先に出て来た足首から、徐々に薄紙を剥ぐように治ってきたことであった。

子どもはそれを見て、「希望が湧いてきた」と喜んだ。

私も、

「そうだね。良かったね」

と相槌を打っていた。それは村営住宅に入ったばかりの時であった。

そんな喜びも束の間、先述の繰り返しになるけれど、アトピーは生活が落ち着くのを待っていたかのように、彼の下半身から上半身、はては目の中、頭のてっぺんに至るまで、下から順に猛烈な勢いで吹き出してきたのであった。

昼夜を問わず襲ってくる痛みと痒みで彼はうめき、ときには声を上げて泣いていたこともある。それに対し私は只、

「足首から治ってきたんだもの。我慢すれば、残りのところもきっと綺麗に治って行くよ。だから、もう少しの辛抱だよ。頑張ろうね！」

そんな声を掛けて励まし続けたのだった。

子どもは悲痛な声で、

「うん、うん」

と、うなずきながら懸命にアトピーと闘っていた。

アトピー遂に完治する

食事改善およびストレス対策と並行して、シャンプー、リンス、お風呂のシャワーヘッド、石けん、保湿クリーム（アトピーに乾燥は大敵であるため）、洗濯洗剤など、みんな皮膚に刺激の無いものか軽いもの、良いものに替えた。

お風呂の水は、そのままだと残留塩素が肌にしみて痛がるので、内部に通す水を、肌にとって刺激の無いものに変えられる特殊なフィルターが入っているシャワーヘッドを付けた。

それやこれやで出費が嵩んだ。けれど、これで子どもが良くなると思えば必要な投資だと割り切るしかなかった。


子どもは痒みがある程度収まるまで、毎日なんと二時間も湯船に浸かっていた。彼が入った後の湯は、剥がれたかさぶたや垢等で白く濁り、後からではとても入れたものではなかったから、いつも私が先に入らせてもらっていた。

前の方で述べた手かざしも頻繁にした。

手かざしは、それを受ける人も取り次ぐ人も、どちらも免疫力(*)が高まり、実際それでお互いに気持ちが随分安らいでいたから、暇を見ては子どもに取次ぎ、子どもも喜んで受けていた。


(*)免疫力とは、簡単に言うと健康の尺度である。免疫力があれば、病気になりにくく、病気になっても回復が早い。


とにかく、わが子のアトピーの根治のため、私はなりふり構わず、良いと思うことは何でもやってきたと言ってよいだろう。

その間、遠く神奈川にいる夫のこと、夫に預けて来た長男のことも気になったが、それを電話で言っても、いつも、

「こっちは大丈夫だから心配しないで、そっちを頑張って」

そんな返事が返って来ていたので、あまり気を揉まないでいたが、実際のところ、夫側は、とても大変だったようだ。

無理もない。突然のように家族が二つに別れて暮らさねばならない羽目になってしまったのだから。

どんなに大変だったかは、後で苦笑いと共に打ち明けられたものだったが、それらについて語り始めると、話の本筋から大きく外れてしまうので省く。


色々な対策が相乗効果を出して来て、子どもの皮膚は体の下方から順に改善し、目に見えて良くなってきた。

そうなると子どもも一層希望を持ち、

「もう少しの辛抱だ」

声も明るく言うようになり、私は嬉しくて、

「そうだよ。もう少しの辛抱だから頑張ろうね」

と励まし続けた。

希望を持てたことで彼は痛みや痒みをあまり嘆かないようになった。

その後、嬉しいことに、最後の方は、あのしつこかったアトピーが、厚紙を剥ぐようにどしどし治っていったのである！

そして遂に、アトピーは彼の体から完全に撤退し、彼は痛みからも痒みからも、みっともないボツボツや、皮膚のただれからも、あの忌まわしい症状の全てから開放されたのであった！

それ以降、(彼が30代半ばに至る今日までも)再発は全然見られないから、アトピーは完治した、と言って良いと思う。

ということは、その後のわが家の食生活や、私の「親業」

が、継続して良いものに変わり続けていったからだと自負しているのであるが。もちろん、油断大敵ではあるけれど。

あんなに酷かったアトピーから完全に開放されたのは、二人で村営住宅に暮らし始めてから僅か４ヶ月足らずであった。じゃあ、もう堂々と登校できるね、となった頃に、残念ながら学校が夏休みに入ってしまっていたため、登校は二学期まで待たねばならなかった。

皮膚の状態は、彼が希望した通り、元のようにすべすべになり、アトピーの痕跡はどこにも見えなくなっていた。

それで、夏休み中はできるだけ外で過ごし、皮膚を鍛えたのである。どこへ行くにも同行した私まで、子供と共に顔や腕が真っ黒に日焼けしてしまった。

夏休みが終わり、日焼けしていかにも健康そうに見えるようになった子どもは、もはや不登校を続ける理由が無くなっていたから、二学期から、多少の不安を抱えながらも登校し始めることができたのである。

親にとっては待ちに待った嬉しい瞬間であった。

学校ではクラスメートに歓迎され、友人もでき、遅れていた勉強も先生方のご指導のもと、次第に追いつくことができた。そして、親の杞憂をよそに、卒業時には地元の県立高校への入学も叶ったのである！

「これぞ奇跡！」

家族一同、大喜びして大安心したのは言うまでもない。

繰り返すが、これは、わが家に起こった事実である。

アトピーが治りにくい難病だと知っている人は、こんな私たちの話を聞いてもなかなか信じられないであろう。

だがこれは、本当にあった事である。

正真正銘のありのままの報告なのだ！

アトピーに悩む人の解放を願う

この原稿を書いているときに、アトピー性皮膚炎に関する新しい情報が新聞に載った。見出しは『『かゆみ』の源マウスで特定』（２０１７年１月１０付、岩手日報紙）の囲み記事である。

この項に関係があるので、初めの部分を転載させていただく。

「アトピー性皮膚炎のかゆみを引き起こす源となるタンパク質を、九州大・生体防御医学研究所のチームがマウス実験で突き止め、九日付けの英科学誌電子版に発表した」とあり、『将来、かゆみを根本から断つ治療薬の実現も期待できる』としている」とある。続いて、同じ記事には、「これまでの研究で、かゆみを直接引き起こすのは『ＩＬ―31』というタンパク質で、アトピー性皮膚炎患者の血中では健常者と比べて１０倍以上多いことが知られていた。血中の免疫細胞が刺激されると大量に生じるが、その詳しい仕組みは解明されていなかった」

とあり、同チームはマウスによる実験でかゆみを引き起こす源を突き止められたとし、続いて、

「厚生労働省が二〇一一年にまとめた報告書は、国民の一割程度がアトピー性皮膚炎を患っていると推計する。だが治療法は、かゆみを抑えるステロイド入り塗り薬などによる対症

療法しかないという。チームの福井宣規教授（免疫遺伝学）は、『EPASI（かゆみを引き起こす前出のIL－31の増減を左右するタンパク質）をつくらせないような薬剤を開発し、新しい治療法の選択肢を示したい』としている」と結んでいる。

わが子のアトピーが短期間に根治したのは、たまたま私たちが取った措置がアトピーの原因を除去するのに役立ったからだと感じるが、とにかく子どものアトピーは治ったのである。

そればかりか、彼はとても性質の穏やかな、争いを嫌う、やさしい大人に成長してくれたのである。ゆえに、それまでの経過を見ていた私には、病気と性質には深い関連があるのではないかと思わざるを得ないでいる。

前記のような記事が、わが子が酷いアトピーに苦しめられた1994年頃に発表されていたら、と思う。が、アトピーにはまだ決定的な治療法がない現実と、国民の一割もの人々がアトピー性皮膚炎を患っていることを思うと、一日も早くそれらの人々が、わが子のように病から解放される日が来ることを祈らずにはおれない。

松尾村民になってから

長々と述べて来たが、いかに食事や、環境やストレスが病気の原因になっているかについて語ったので、これでやっとレポート本題の「命を守る農業」の入り口に入れそうである。

私たちが松尾村の、岩手山が裾まで綺麗に見渡せる景勝の地に家を建て、引っ越したのが1997年であったから、2018年で丸20年以上が経過している。

引っ越して以来、度々村民から、

「よくアトピーが治りましたね」と感心されたり、

「本当にそんなに短期間で良くなったんですか？」

などと聞かれたりしたので、やはりアトピーというのは相当に治りにくい病なのだなあと痛感したのである。また、

「よくこんな遠い所へ移って来ましたねえ」

半ば呆れた口調で言われたりもしているが、孟母三遷ならぬ、愚母一遷とでも言おうか、私たちは第三者から見たら、とんでもない行動を敢えてしてきたように映るらしい。

普通に考えたら、子どものアトピーぐらいで遠くへ引っ越すほどの行動を採るとは、「信じられない！」と言う人がほとんどなのだろうから。

幸いわが子は、既述のように、波動機器で知り得た結果を元に、栄養面、日常品の選択、親の心の持ち方の改善等々を行い、何より松尾村（現八幡平市）という、この上なく環境の良い所に住めるようになったお蔭があったので、速やかに難病から脱することができたのだと思う。

それだけではなく、その困難のために、家族全員の生活環境がガラリと変わる決断を迫られたことによって、家族の運命が前より良い方に変わったのだから、本当に幸運であったとしか言いようがない。

信仰的に言うならば、神様のご加護によって、と言うようなことになるのだろう。

キリスト教のバイブルには、

「求めよ、さらば与えられん」

という有名な聖句があるから、だれでも救われたいと真剣に祈り、求めれば、答えは出てくるのではないかと思う。

真剣に祈った中で、答えらしきものが出てきたら、それを素直に受け取って、検討し、困難だと感じても、「それが最善だ」、と思ったら、決断して実行さえすれば、運命は変えられるのではないか、と私は思うのである。

――といっても、できれば、そんな困難に遭わないのが一番であるのは言うまでもない。普通にちゃんと生活していたら、そこまで生活を変える必要は無いのだから。

でも、そんなに特殊な生活をしていたわけではない私たちが、まるで逃げ出すように都会から地方へ生活の拠点を移さざるを得なかったのはなぜだろう、とよく考えることがある。

もしかすると、それは何か、東北でやらなければならないことが待っていたからだろうか、とか、最後は都会で骨をうずめるつもりでいた私たち夫婦や、子どもたちの運命が大きく変わったのは、何か意味があるのだろうか、とかである。

なにはともあれ、結果的に、わが家は全国でも、子育てには上位にランクしている岩手に来られたから良かった。と、つくづく思っている。

災い転じて福となったのだからいいんだ、ラッキーだったと思っているけれど、もしも、あのまま何の行動も起こさずにいたら、どうなっていただろう？　と考えると、今でもゾッとしてしまう。なぜなら、悪環境に囲まれ、悪条件が重なったら、誰がどんな行動を起こすか、分かったものではないのが昨今の社会であるから。

これだけ物質的には恵まれているのに、なぜ世間には悪いニュースが蔓延しているのだろう？

子どもは親を含めた周囲の影響をまともに受けて成長する。

――ということは、良くない生活環境に育てば、良くない大人になり、逆もまた真なり、で、それがわが家の場合でも明らかであったから、世間の場合も、もしかしたらそうなることもあるのではないかと想像するのである。

その、良くない環境の中には、良くない食事、良くない食材が入っているのではないかと。

社会に頻発する忌まわしい事件の原因

まだ記憶に新しい過去、私たち一家が以前住んでいた神奈川県のＳ市―東京に隣接し、今や政令都市にもなっている大都会のそこ―で、老人ホームに入居している重症の入居者が１９人も一度に殺害され、２７人もの人が重軽傷を負うという、戦後最悪の大変恐ろしい事件が起こった。２０１６年（平成28年）７月のことである。それを大半の日本人はまだ憶えているであろう。

米国のホワイトハウスからまで、この事件を遺憾とする旨のメッセージが寄せられた他、被害者に対し、海外各国から弔慰が寄せられたくらいの大事件であった。

加害者は２７歳の男性だった。前はそこのホームの職員をしており、加害者の親は教育者で、本人は大学も出ていたというから、教養もあり、常識もあったはずだと世間では思う。

だが、加害者のその男には良識というものが無かった。

事件後、彼は捜査関係者に、

「障害者の安楽死を国が認めないので、自分がやるしかないと思った」と供述しているのだ。

そんな非常識な言葉を発し、実行に及ぶとは、彼の育った生活環境によほどの問題があったのではないかと思わざるを得ない。

もし問題があったとしたら、それは一体、何だったのだろう？

殺人事件は今や、ほとんど日常的に、日本の、いや、世界中のあちこちで起きている。加害者は成人男性ばかりではない。女性や未成年の子どもにまで及んでいるのである。

そのような事件の再発防止のために、私たちはどんな対策を取ったら良いのだろうか？

歴史上、これだけ豊かで便利な物質に恵まれた社会はどこにも現出したことがなかった。それなのに心の貧困は増加してゆくばかりであり、いつ被害者（あるいは加害者）になるか分かったものではない。

美味しい料理を作る包丁は、使い方次第で人を殺す道具にもなってしまう。豊かで便利な物質は、それを使用する人間の頭が狂っていたら、どんな凶器になるかしれたものではない。

物質は人間次第の道具だ。頭が狂っている人が持ったら、何でも恐ろしい、という認識を心に刻んでおかねばならない。

――ということは、人間の頭を狂わせる元凶を突き止めればいいということになるのではないだろうか。つまり、突き止めなければ、繰り返される忌まわしい事件の元は断てない。そう私は思っているのである。

だから、警察を増やし、いくら壁を高くしても、外側から防ごうとするだけでは駄目だと思う。外側からの防御も、もちろん必要だ。けれど、人間の中身を、犯罪を冒さないようなきれいなものに変えなければ根本的な対策にはならないのではないかと思う。

幸い、そのような対策に今なお強力な説得力を持っている貴重な報告書がある。**「狂った食事が作る狂った頭」**という、ショッキングなメッセージを示唆している貴重な文献があるので、それを紹介し、膨大なその一部、骨子だけを次に述べていこう。

第４章　マクガバン・レポートとの出会い

第４章 「マクガバン・レポート」との出会い

現代日本への警告書でもあるマクガバン・レポート

１９７５年、米国の、当時のフォード大統領が上院議会に直轄《ちょっかつ》の諮問《しもん》機関として、栄養問題特別委員会を設置した。当時の米国はガン・心臓病・糖尿病・肥満などの生活習慣病を患《わずら》う人が急増したため、国民医療費も急増し、国民保険制度が崩壊寸前の状態になっていた。

フォード大統領は、

「米国は医学が進歩している国だ。これ程医学の発展にお金を掛けているのだから、病気が減っても良さそうなものだ。ところが患者は増え続け、医療費もどんどん嵩んでいる。何かが、間違っているのではないか？」と。

そのような疑問を持った大統領は、その疑問を究明すべく、上院に前述の栄養問題特別委員会を設置したのである。

そして、関係するあらゆる分野の有能な専門家を集結させ、国家的な大調査を指令した。

その委員長に任命されたのが民主党のジョージ・マクガバン上院議員であった。栄養特別委員会は世界中の国々、しかも、一つの国の中を地域別、人種別、宗教別などに細かく分けて、人々の食生活と、病気や健康状態との相関関係を分析したのである。委員会の構成員は各国の医師、生物学者、栄養学者などの専門家だけでも、実に、三千人を超える大掛かりな調査になった。

そうして二年の歳月を費やして１９９７年にようやく完成したのが「マクガバン・レポート」、正式には「アメリカ合衆国上院栄養問題特別委員会報告書」と呼ばれる、実に五千ページにも及ぶ膨大《ぼうだい》な報告書だったのである。

《　マクガバン・レポートの骨子　》

①　米国での食事は不自然で、酷いものである。これらの食事がガン、心臓病、糖尿病等を起こしている。

②　ビタミン、ミネラルの不足が目立つ。特にカルシュウム、鉄、ビタミンＡ、ビタミンＢ１、ビタミンＢ６、ビタミンＣ、ビタミンＥの不足が酷く、典型的な若死にの原因である。

③　現代の医師は栄養学の知識を全く持っていない。そのために病気が治らなかったり、治りが遅れる場合が多い。

④　従来の医学は、食事と病気の関連という栄養問題を全く無視してきた片目の医学だった。これでは現代病は、現代医学では治らない。これが最大の弱点である。

⑤　ガン、心臓病、脳卒中などの病気は、現代の間違った食生活が原因になって起こる「食原病」である。

⑥　現代の医学は薬に偏《かたよ》った、栄養無視の医学である。病気を治す根本は薬ではなく、体の持っている本来の修復能力である。

⑦　人間の体は、それを構成している一つ一つの細胞が正常なバランスを取っていれば、病気にならない。

以上、これらは１９７０年代の海の向こうのアメリカの話などという対岸の火事ではなく、今の年代の日本が抱えている深刻な問題でもあるのだ。（後ろ3行は訳者・加藤喜代治[*]補足）

（＊）加藤喜代治は筆者の夫。米国の大手化学会社から日本の支社に転勤して長年勤務後、松尾村に移住。無農薬農業の実地体験を経てから、波動測定士として岩手県花巻市にある、医療法人・中庸会予防医学関連施設の健考館（理事長・似内裕《にたないひろし》）に、2003年1月から15年以上（2018年1月現在は月に2回）勤務しており、予防医学の普及推進を図りながら各地で講演等も行って今日に至っている。著書に、巻末の参考資料に掲載の『波動健康講座①マクガバン・レポートを基に何故今、予防医学の時代か－正常分子栄養学を基に考察する－』他がある。

今の日本が抱えている問題の根源は？

更に、同レポートは、

「地球上での、人間の病気の大半は土壌の汚染にあった」と指摘している。

しかも、

「汚染された土壌で栽培された農産物、また、それを食べた家畜等が原料の食材を人間が摂取することにより、その食事が起こす頭の異常現象が世界の国々に広がりつつある」と警告しているのである。

その指摘を意訳すると、具体的には次のような内容になる。

「近代文明が人間にもたらしている被害は、集約農業による、土壌の悪化から始まっている。化学肥料（化学合成肥料）は、土壌中のミネラル成分を追い出し、また、ミネラルバランスを崩し、土壌中の有用微生物群や虫類を減少させ、同時に、微生物群の相を変えてしまった。機械化農場の表層土の流失もそれが原因である。

そのことが農産物の生産を伸び悩まし、次に農産物を退化させた。

畑、田んぼ、農場には、有害な物質（化学肥料、殺虫剤、除草剤、殺菌剤等）が撒《ま》かれ、土壌をますます有害な土壌にし、更にそれが農産物や果樹に吸収された。

これは、人間にとり、外部からの新陳代謝（悪食材による栄養）であり、それは同時に、人間の内部の新陳代謝（環境ホルモン）に、不必要な物質（内分泌攪乱《ないぶんぴつかくらん》物質）を供給することになり、従って、人間も病魔に襲われ、退化してゆくことになる」と。

昨今の日本国内での病人の増加や、また、社会を脅かしている忌まわしい事件等を聞く度に、とても、これらの出来事が海の向こうのこととして片付けられる状況ではないような気がしてならない。

安全、安心な農産物を提供する生産者の役割が今後ますます求められる時代になると思われる。（後ろ6行は訳者による）。

異常な食事が起こす頭の異常

マクガバン・レポートは次のような点も指摘している。

① 食品添加物が子どもの頭を狂わせている。落ち着きがなく、無意味

に歩き回る暴れん坊や、学習不能児や異常行動児の４０％は食品ケミカル（食品添加物）が原因である。

② 頭のアレルギーが存在すること。食事によって、頭にアレルギーが起き、精神病のような症状を起こす。これは体力の低下と栄養不足による。

③ 低血糖が頭を狂わす原因である。低血糖症は、エネルギー源である血液中の糖分が不足する病気で、体ばかりでなく、心にも奇妙な症状を起こす。

④ 鉄、アルミニュウムなどの有害な金属が頭を狂わす。精神的に不安定な子どもには、鉛が体内に蓄積している場合が多い。また、異常行動を起こす子どもは、体内にアルミニウムが蓄積されているためである。

以上の補足資料として、マクガバン・レポートは次のような報告を載せている。

１９７０年代に米国のニューヨーク州ブルックリンにおいて、約千五百人の児童（小学校低学年）を対象に行われた調査で、児童が食べ残した給食の中身を記録した報告である。

それによると、

「苦い物、酸っぱい物を残した児童は、幼児期にバランスよくそれらを摂っていないことが分かり、そういう児童は、好き嫌いが多く、性格が偏り、他人とうまく付き合うのが苦手になる傾向があった。また、暴れたり、授業に集中できない傾向が見られた。従って、万遍なく何でも食べる児童と比べると、食事が偏っている児童は、他人の気持ちが理解しにくい、偏屈な人間になる傾向がある」

ということが分かったという。

それはつまり、人間の基本的な性格を形作る幼児期に、特にバランスの良い内容の食事をさせることが大事だということではないだろうか。幼児期に種々の味覚を発達させ、味わいの分かる人間を作ると、人の微妙な気持ちまで分かるようになり、豊かな精神を持った人間に育つ、そこにつながるのではないかと感じられるのである。（最後の６行は訳者による）。

次に、同レポートは、ビタミン、ミネラル不足の起きる理由を次のように述べている。

① 食事内容のバランスの悪さ。脂肪や動物性タンパク質が増え、でんぷん質が減ったこと。でんぷん質の中でも、穀類や野菜といった自然な食品で摂るでんぷん質を減らし、砂糖を増やしたことが、繊維摂取量を激変させたこと。

② 食品の過度な加工や生活習慣。穀類の精白度も高め、野菜も果物も見せかけを保持するために、食品添加物を塗ったり、ジュースにしたりと、不必要な手を加えていた。

③ 体内のビタミン、ミネラルなどを食い荒らす要因の増加。薬や他の食品添加物、汚染された大気や、土壌の中の公害物質などの様々な原因によって、体内のビタミンやミネラルが食い荒らされている。リンのような、食品添加物が多量に含まれているために、他のミネラルとのバランスを崩してカルシウムの（を減らす）敵となっている。

④ 食品そのものを劣化させる現代の農業、化学肥料と農薬の使用が

土壌を劣化させている。

以上、マクガバン・レポート及び、それに含まれている補足等をアメリカから持ち帰り、内容の３分の２ほどを翻訳した加藤喜代治（前出）所有の資料から転記させてもらった。

いかがだろうか？

初めてマクガバン・レポートに触れた読者もおられるかもしれない。その方々はどんなことを感じ取られただろうか？　レポートの意図するところを汲み取り、実態に即してみると、驚くほど現代の日本にも当てはまっていると感じられたのではないだろうか。

私はこのレポートは今でも新しく、大きな問題を提起しながら、大局的にその解答をも示唆していると感じている。だが、同レポートは五千ページにも及ぶエポックメイキング（画期的）な大報告書であって、内容が多岐に亘って詳しく、奥が深いと言われているから、より詳しく知りたい方はインターネットを検索するなどして参照されたい。

ここでは同レポートが米国で公刊された１９７７年頃から相次いで発達してきた「分子栄養学」という学問について、少し紹介していこう。同学問は米国民の健康改善に大きな影響を与え、米国ばかりでなく、次第に日本へも普及してきて、その恩恵を受けている人々が無数におり、わが家もその中に入っているので、読者の参考になれば幸いである。

分子栄養学の先駆者、ロジャー・ウイリアムス

マクガバン・レポートと時を同じくして、「分子栄養学」の観点から研究を進めて行った代表的な人の一人が１８９３年生まれの米国人の生化学者、ロジャー・ウイリアムス博士という人である。

博士は、人間が健全に成長してゆくのに必要なビタミン、ミネラルを「生命《いのち》の鎖《くさり》」として挙げ、**「私たちの体は、私たちが体に取り入れた食べ物以外からはできていない」**のだから、食べ物が人間にとっていかに重要か、どのような栄養を取ったら健全に生きられるのかを具体的に教えてくれている。

日本では森山晃嗣《あきつぐ》という人が同博士に師事し、その教えを時代に即して更に推し進め、「正常分子栄養学」として多くの人に伝えている。

森山氏は、日本各地はもちろん、アメリカ、カナダ、台湾などで四千五百回以上の講演（２０１５年７月現在）、を続け、参加者は百万人以上、個人相談は五万人を超えている。

氏が理事長で主宰している「ＮＰＯ法人がんコントロール協会」の会報（毎月発行。平成２９年１１月現在、第１４７号が発行されている）に載っている情報を知って恩恵を受け、家族の健康に役立てている人はわが家を含め、どれほどいることかと思う。

マクガバン・レポートや、ロジャー・ウイリアムス博士の「生命の鎖」や、森山晃嗣《あきつぐ》氏による「正常分子栄養学」等の情報に関しては、インターネットで概略を掴めるので参照されたい。

また、「第二のマクガバン・レポート」といわれている『葬られた第二のマクガバン報告—動物タンパク神話の崩壊とチャイナ・

プロジェクト―』上・中・下巻（Ｔ・コリン・キャンベル、トーマス・Ｍ・キャンベル共著、マツダ麻美子訳（グスコー出版）もすばらしい報告書である。同書の帯に、「人類を救う『栄養学』の金字塔！」と唱われているように感動の力作である。興味のある方は是非ご一読を。

この書は、欧米を始め、今や日本でもそうである、動物性食品や、脂肪の摂りすぎの食生活が招いた不健康な社会への警鐘として、必然的に著わされた書と言え、当然のことながら、健康のためには動物性食品の摂取を止め、食生活を全面的に植物性食品に切り替えるのが重要だとしている。けれど、一読を勧めているからといって、本レポートの筆者が読者に、完璧なベジタリアンを目指すべきだということまで推奨しているのではないことは付記しておく。

なぜなら、余りにも厳格なベジタリアンは、強度の貧血を招くからで、それを防ぐには、適度に動物性食品を摂る必要もあるからだと、前出の森山晃嗣《あきつぐ》氏が次に述べる著書で言っているからである。森山氏は、ベジタリアンが陥りがちな貧血に対し、栄養学的根拠及び対策をその中で述べておられるので参照されたい。

森山氏による、『アメリカはなぜ【ガン】が減少したか―植物ミネラル栄養素療法が奇跡を起こす―』（現代書林）は、１９９０年を境にアメリカ国民のガン罹病《りびょう》率と死亡率が低下した背景を述べ、栄養代謝を本質から捉えているので、現在ガンによる　死亡率が第一位である日本にとって必読の書であると思う。

自由の国アメリカは、自分の健康は自分で守る（自己責任）が徹底している。健康保険は極低所得者や障害者以外には適用されないので、病気をしたらとんでもない高額の医療費が掛かる。（盲腸の手術に百万円も掛かるなど）従って、病気をしても国民医療保険がある日本人（ちなみに、日本の国民医療費は２０１６年９月で過去最高の４０・８兆円で、国家予算に占める割合は３分の１にも当たり、８年連続で増加している）とは比べ物にならないほど米国民の健康に対する関心はとても高い。

ガンによる死亡率が低下したのもその表れと言え、通称、「オバマ・ケア」といわれる米民主党の国民医療保険制度改革は実現しないまま、２０１７年から共和党のトランプ大統領の時代になったので、米国民はますます自己責任が求められるようになるのではないかと思う。

さて、ここから先しばらくは少々固い話になるかもしれないが、お付き合いいただきたい。本題の、「八幡平レポート・命を守る農業」が伝えようとしているメッセージに沿うべく、様々な文献、資料を引き合いに出しながら、筆者自身の体験なども交え、なるべく分かり易く記して行きたいと思う。

第５章　農薬とは何なのか？

第５章　農薬とは何なのか？

農薬の基準

「人間が生きてゆく上で欠かせない食べ物、その質が年々低下している」とは、よく耳に入る言葉である。

心ある栄養学者たちが共通して指摘しているのがその点である。

エネルギーとなる栄養を測る尺度はカロリーである。

そのカロリー計算上(*)からは、史上かつてないほど、日本の食料事情は良くなっているが、市場には、内容に乏しい、質が充実していない農産物が多いと私は感じている。

その責任を一人農業だけに押し付けるつもりはもちろんないけれど、農業者自身も大半がその原因の幾つかを作っていることの自覚が薄いようにも思う。当然、生活のためには理想論ばかり言っていられないと言う声も聞くし、それはもっともなことだとは思うけれど。

（＊）カロリーとは、熱量の単位で、栄養学では、普通には１キロカロリー（１０００カロリー）のことをいう。栄養価を燃焼熱で表す。炭水化物とタンパク質は１グラムにつき、約４キロカロリー、脂質は約９キロカロリーのエネルギーを発生する。

従って、カロリー計算上とは上記、炭水化物、タンパク質、脂質の合計を計算したエネルギーを意味している。

周知のことながら、食料の質の低下の原因には環境が深く関わっており、食料を取り巻く地球環境全体の質の低下と切り離して考えることはできない。

その元の元はと言えば、人間の心が一番大きな原因となっているのだと思うのだが、それについては先で触れる機会もあるだろうから、まず環境から考えてみよう。

地球環境は１８世紀の半ば、イギリスに始まった産業革命以来、特に酷く汚染され続けてきた。その産業革命が地球上のほとんど全ての国に及び、従って全ての国が汚染の発生源になり、それが増え続けて今日に至っている。

環境汚染については私が今更言うまでもなく、多くの情報が溢れているので、ここでは特に、農業関係に対象を絞っていきたい。

農業が原因となっている汚染と言えば、「農薬と除草剤」がまず挙げられる。

かく言う私だが、長いこと、農薬と化学合成肥料の違いがはっきり分かっていなかったからとても恥ずかしい。昨今は大体理解できてきたので両者の大まかな区別を言うと、農薬は消毒や殺虫、防虫、除草などに用いる薬品で、化学合成肥料の方は、土や水耕の水の中に入れる硫安や尿素などの人造肥料のことを言うのである。

生活環境に蔓延している農薬類

農薬について言えば、農業の現場ばかりではなく、家庭の中にも多種類の農薬が入り込んでいる。防臭剤、防虫剤、抗菌剤、防カビ剤はもとより、水や空気の汚染源になっているものが驚くほど沢山現在の家庭の中には入っているし、その数は益々増えている。

それらの農薬については、『こんなに使っていいかしら家庭にひそむ農薬』(上村振作・山崎浩子共著、三省堂)が参照できる。

殺虫剤や除草剤の歴史について言うと、元は戦争のための化学兵器（毒ガス、枯れ葉剤など）を開発する過程で生まれたものであり、戦後は農産物の増産のため、化学合成肥料が大量に使われるようになってからだ。殺虫剤、除草剤などの農薬や化学合成肥料はまさに戦争の遺物なのである。

『恐るべき食品汚染――これ食べていいの？』（いわさ恵美著、新日本出版社）によれば、

「戦後、1948年から1949年にかけて、有機塩素系の農薬、ＤＤＴ（殺虫剤）が、続いてＢＨＣ（殺虫剤）が登場しました。ＤＤＴは強力な殺虫剤として、戦地でマラリヤ蚊から兵士の命を救ったということで、まさに戦争の中で生まれた殺虫剤です」（筆者補足・戦後というのは、第二次大戦後のこと）

とある。

有機塩素系農薬に続いて有機リン系農薬が開発され、田畑の殺虫に使われてきたが、有害だとして禁止されるまで20年以上も日本列島を汚染し続けた。以下、少し長くなるが、前出のいわささんの本よりそのまま引用する。

「一九五三年には有機水銀剤が稲のイモチ病対策として登場します。そして、2・4－Ｄなどの除草剤が外国からも輸入されるようになります。（中略）一九七〇年前後には有機水銀剤やＤＤＴ、ＢＨＣ、ドリン剤、パラチオン、テップなどの農薬の毒性が社会問題化し、相次いで販売禁止になる中で、一九七一年に農薬取締法の改正が行われます」（初めて規制ができたのが一九六六年です）。最後の（　）内は、いわささん。

農薬の基準については、

「農薬の新規登録、あるいは登録延長の申請のときに、安全性に関する生物学的な資料と、環境に及ぼす影響の資料が必要とされるようになりました。資料がそろっていれば暫定基準が環境庁によって決められます（登録保留基準）。

この場合、毒性資料が不十分でも、亜慢性毒性試験(*)の結果に基づいて環境庁の専門委員会が評価し、暫定的な数値を決めます。慢性毒性試験のデータなど完全な毒性資料がそろえば残留基準が決められ、食品衛生法の取り締まりの対象（残留基準）となります。

（＊）亜慢性毒性試験とは、毒性試験に準ずる試験のこと。

残留基準と登録保留基準とは決められる過程が違います。（中略）登録保留基準はその農薬を食べたら人体にどのような影響があるかということではなく、周囲の環境にどのような影響を与えるかということだけを考えて基準が決められて

います。

現在、数多くの農薬が、規制がないままに使用されていま す。農薬が人体にどのような影響を与えるかという毒性実験をきちんとして、食品衛生取り締まり対象農薬（残留基準）の整備をはかるべきです。農作物への安全基準がない農薬の食品への使用は禁止するべきです」

とある。

この本が出版されたのが１９９０年１１月。翌年2月には第四刷が出ている。当時環境庁が決めている登録保留基準農薬は４００種類だと、いわささんの本には書かれているが、現在はどうだろうか。

残留農薬等に関し、ネガティブからポジティブへ

以下、インターネットのフリー百科事典『ウイキペディア』より残量農薬に関するポジティブリスト制度について主な内容を引用させていただく。「」内はそこからの引用。

残留農薬に関する従来の規制の考え方は、

「『ネガティブリスト制度』である。すなわち、様々な農薬の内、人体や環境などへの影響危険度が懸念されるものを禁止もしくは規制することであった。一方、それら以外の農薬は自由使用とされた。

つまり、残留基準が設定されていた二五〇種の農薬と、三三種の動物用医薬品以外の農薬等が残留していても、基本的に販売禁止などの規制はなかった」

「しかし、化学工学とともに様々な新しい農薬が開発されてきたこと。それらに対する生物学的な安全性の知見は必ずしも追いついていない現状があること。ネガティブリスト制度である限り、規制は後追いにならざるを得ないこと。加えて、食の安全性に関する意識の高まりの機運の中、従来の制度が時代遅れであることが叫ばれていた」

そのような中で、

「二〇〇三年の食品衛生法改正により、現在設定されている農薬、飼料添加物及び動物用医薬品（以下、農薬等と記す）の残留基準を見直し、基準が設定されていない農薬等が一定量含まれる食品の流通を原則禁止する制度『ポジティブリスト制度』が設けられた」

この制度は、

「食品衛生法第一一条第三項および厚生労働省の関係告示により規定され、二〇〇六年五月二九日に施行された。ポジティブリスト本体すなわち指定農薬の一覧は、食品、添加物等の規格基準の第一食品の部Ａ食品一般の成分規格に掲載されている」

農薬の残留基準については、

「厚生労働大臣により、食品の成分に係る規格が定められている七九九種の農薬等については、国際基準などを元に設定された『残留基準』を超えて残留する食品の流通を禁止」

とある。(詳しくは専門書やインターネット等で確認されたい)。

ここから先の文章では、「化学合成(*)肥料」のことを、単に「化学肥料」、「化学合成農薬」のことを、「化学農薬」または、単に「農薬」と省略して記している場合もあることを、ご承知おきいただきたい。

ほとんどの人はご存知だと思うが、化学合成肥料についても簡単に説明しておこう。


(*)化学合成とは、一、化学反応によって化合物を合成すること。生合成と区別するためにいうこともある。二、生物学で、細菌類(硝酸菌。硫黄細菌・メタン細菌など)が、光合成によらないで、無機物の酸化反応の結果生じるエネルギーを用いて、二酸化炭素から有機物を合成する生合成のこと。(以上、インターネットのコトバンクから)。「合成」には、以上の二つの意味がある。化学合成肥料の場合の「合成」の意味は、もちろん、一、の方である。

化学合成肥料(＝化成肥料・無機質肥料)とは何かというと、自然界に存在する鉱物から生成されるもので、有機肥料と違い、水に溶けることにより根が吸収するので、すぐに効果が表れる即効性の肥料のことをいう。代表的なものに、硫安・尿素(窒素のみを含んでいるので他の肥料と合わせて使用せねばならない)。過リン酸石灰(リン酸を含む単肥)、硫酸カリウム(土壌を酸性にするため、使用後の酸度調整が必要)の他に、数種類の化成肥料が配合された混合化成肥料がある。

(化学合成肥料については、インターネット情報「Love , Green」を参照させていただいた)。


さて、残留農薬を含めた食品の安全性についてのチェックの現状はどうなっているだろうか?

これについてもインターネットで検索したところ、公的機関による公定法(食品衛生法に基づく)によるものを始め、一般企業による独自の検査法まで種々あり、いずれも医薬品、化学品、農業等の安全性試験の品質と信頼性に関する基本的な規範GLP(Good Laboratory Practice の略)に則《のっと》って検査している機関であることを謳《うた》っている。

従って、それらの検査にパスしたものなら、まずオーケーだろうとは思うものの、疑い深い私は、国の安全基準には、なんとなく信じきれない疑念が湧いてきてしまうのである。

というのは、従来、国や、名の通った大学などの研究所が、

「大丈夫です」

と言ってデータを出しても、後から問題となった例が過去に水俣病や薬害エイズ、直近では子宮頸《けい》がん予防ワクチンによる被害の問題など、幾つもあったからである。

安全が先か、効率(経済)が先か?

安全性が心配だという私自身の気持ちは次のようなところからも出ている。

それは、主に、夫が色々な所から聞いた情報の受け売りであるが、最近の農薬はダイオキシンも出さず、国の安全基準を守っているから大丈夫だと言っている人がいる一方で、残念ながら、農薬や化学合成肥料の使用に関して、まったく無

頓着に何も感じずに、当たり前のこととして使っている農業者もまだまだ多いということである。

また、農薬は危険だと感じているが、やむを得ず使わざるを得ない、と割り切って使っている人もいる（そのような人はかなりいる）という現状も事実あるらしい。

農薬をやむを得ず使っている人は、使う理由を次のように言うそうである。

「農薬を使わないと、作物が害虫にやられて収穫量が減るし、害虫に食われた作物は見かけが悪いから消費者がそっぽを向く。だから農協等の流通関係者も受け入れを渋る。（渋るどころか、受け入れを拒否されたりする）。つまりは、売れないので、自分たちは止むを得ず農薬を使うが、安全性に疑問が残っている」

というのである。単品なら大丈夫でも、複数の食材を合わせて食せば、それも毎日となると危険性が増していくのは分かっているとは思うが、あまり感じていないのかもしれない。

収入が入らないと困るという生産者の気持ちは分かる。が、収入が入っても、危険と感じつつ使う後味の悪さが残るのではないだろうか。また、農業者自身の身も常に危険に晒されていることも由々しき実態だと思う。

農薬や化学合成肥料は農産物にとっては、即効性はあるが、自然循環を崩す。それらは医療における薬と同様、副作用があるからだ。農薬を使用してできた農産物に含まれている残留農薬は（人間の健康にとって）有害、危険の度合いが高い。

また、化学合成肥料を使用した作物は、栄養価に偏りがあったり、栄養が乏しかったりするので、人間の食物のみならず、家畜の飼料としても望ましいものではなく、畜産物自体も、その他に、成長ホルモンや抗生物質を投与するなど、反自然なことをしている所が多いようだ。

以上に更に付け加えると、農薬や化学合成肥料を使用していると、それらを絶えず土地に使用していないと、作物ができにくくなり、結果として、薬漬けになり、安全性に「？」が付く作物になって、悪循環が成立してしまう。これは、抗生物質を投与している畜産にも同様に当てはまる。

現代農業が人間を蝕《むしば》んでいる

農薬を使用し続けると、それに耐性のある、更に強い害虫が出て来る。そればかりか、農薬は益虫（天敵）をも殺してしまうため、天敵を失った害虫は益々増大することになる。

化学合成肥料の使用は、土地を酸性化したり、表土の下に硬盤を作ったり、ある特定の種類の草だけの繁茂を促進したりするなどの偏った土壌構造を作ってしまう。

それによって、微生物やミミズがいなくなるので、結果として土が硬くなってしまうのである。痩せた土、とよく言われている現象である。

これと反対に、有機無化学肥料の土は、微生物やミミズが沢山いるし、ふかふかと柔らかく、棒を刺すと、スーッと入って、相当深くなっていることが分かる。（私も確かめたことが

ある）

それによって作物は根を深く張れるので生育も良く、病害虫にも強く、栄養価も高い農産物ができるのである。

以上のようなことはおびただしい数の文献に見られ、特に次の本は、有機農業の古典とも言われ、食物からくる病気と、健康についても詳述されているので、関心のある方は読まれると良いと思う。

『有機農業―自然循環とよみがえる生命―』（J・I・ロディル著、一楽照雄訳（人間選書）

それと、農薬散布されたり、化学合成肥料を施されたりした土から生産された農産物と、無農薬、有機栽培で生産されたもの（有機栽培といっても、色々なやり方があるので、ひとまとめにするのは問題があるけれど）、を食べ比べた結果、大抵の場合、私は後者の産物の方を選びたいと感じている。

舌の感覚には個人差があるので、指針としては客観性に欠けると思う。けれど、私の家族（夫は特に）は、私と同様に、後者の産物の方が、ましだと感じているのは事実であるし、それが分かる知人も多いのである。

更に、波動測定の結果によると、農薬、化学合成肥料を使った農産物は、有機無農薬のそれと比べて、人間の健康のバロメーターである「免疫」の項目数値がずっと低いことを示しているからである。

波動測定及びその数値に関しての説明は前出したが、後の方でも述べる機会があるので、参考にしていただきたい。

残留農薬がなぜ有害かというと、ここでは、それらが体内で「活性酸素[*]」という、体にとって害になる酸素分子を生じてしまうからである、つまり、ものを酸化させて、本来の働きをさせない、ダメージを与えてしまう酸素が発生するからである。

活性酸素について

例は悪いかもしれないが、農薬を飲んで自死する人がよくある。あれは、農薬が体内で大量の活性酸素を発生させるからで、体内の臓器がいっぺんにやられ、多臓器不全で死に至るのである。

活性酸素の働きが分かる卑近な例を挙げると、皮を剥いたリンゴが、時間の経過とともに茶色く、まずそうな状態に変化してしまう、あれが活性酸素のした「しわざ」と言えば分かりやすいかもしれない。リンゴは暖かくなると、見かけは大丈夫でも、芯がやられて腐っていることもある。

それと同様に、体の中の細胞が、活性酸素にやられると、ダメージを受け、それが酷くなると、病気という形になって表れてくる、と考えてもらえばよい。

活性酸素が主に関与しているといわれる病気の数は驚くほど多い。

例えば、左のような病気等が挙げられている。

ガン、リューマチ、膠原病、糖尿病、心筋梗塞、脳卒中、歯周病、てんかん、アトピー性皮膚炎、白内障、胃・十二指腸潰瘍、パーキンソン病、脂肪肝、腎臓炎、子宮筋腫、生理不順、インポテンス、小児喘息、老化、アルツハイマー痴呆症、花粉症、皮膚炎、川崎病、パラコート（農薬）中毒等々。

また、**活性酸素の主な発生源**には次が挙げられる。

☆ **エネルギー代謝**（好むと好まざるとに関わらず、吸う空気の約２％は活性酸素に変化してしまう）

☆ **殺菌作用**（殺菌力を持ち、異物を攻撃する白血球が、良い細胞まで破壊してしまう）

☆ **炎症、強いストレス**（怪我、おできなど。また、心痛、運動のし過ぎ等、繰り返される強いストレスは活性酸素を生じる）

☆ **環境汚染**（各種廃ガス、農薬、塩素殺菌、電磁波等々）

☆ **放射線・紫外線**（医学の放射線検査、オゾンホール破壊により、地上に届く強い紫外線により発生する）

☆ **化学物質・医薬品**（殺菌剤、抗ガン剤等は、良い細胞まで破壊してしまう）

☆ **過度の喫煙、アスベスト**（アスベストは、現在は生産禁止だが、発ガン物質）

以上のように、私たちの生活は活性酸素の発生源に囲まれているようなものである。

怪我のときの消毒に使われる、オキシフルは、活性酸素そのものであるから、傷口の殺菌以外に他の健全な細胞まで傷つけ、傷の回復が遅れる恐れがある。従って、やむを得ず、お世話にならなければならない場合以外は別として、軽く膝を擦りむいたくらいの時は、オキシフルで消毒するよりは、付いた砂や泥を水で洗い流すだけの方が良いのである。

活性酸素については、メディアなどが盛んに伝えている時期があったから、ご存じの方が多いのではないかと思うが、活性酸素が害であるという科学的根拠について、私は２０００年（平成１２年）に、「活性酸素について」というレポートを書いたことがある。

――と言っても、学校時代、数学の成績は最低。物理、化学も苦手だった筆者が、なぜそんなレポートを書いたのか、訝《いぶか》る向きがあると思うので言っておくが、「女は弱し、されど母は強し」だったからなのである。子どもを救い、大切な家族を守るためには、苦手などと言っておれない。只、それだけで、ひたすらに、がむしゃらに、化学記号に取り組み、分子式などというものを学んで書き上げた、と言うだけのことである。

その道の専門家から見たら、「稚拙な解説」かもしれないが、まずは、自分や身近な素人が分かるように書くのが大切だと思ったので、評価は気にせずに割り切って綴り、関係者に配布したりしたのである。

今読み返してみても、そのレポートの内容は古びていないと感じている。只、長文であることと、化学記号、分子構造式などが多数登場しているため、ここへの転載は断念せざるを得ない。活性酸素は健康と大いに関係があるので、化学記号に抵抗の無い方は、ぜひ学んでほしいと思っている。

化学に苦手意識のある方も大丈夫だと思う。理系の勉強が苦手だった私がなんとか理解できたのだから、

そう言われても私はやっぱりダメ、と言う方がおられるかもしれない。そういう方には、前にも書いたけれど、活性酸素の働きは、皮を剥いたリンゴの白い肌が、時間の経過とともに、茶色く変色していく姿、と思えば分かってもらえるはずだ。その変色を遅らせるためにだれもがやっている方法は、皮を剥《む》いたリンゴをすぐに、塩をひとつまみ入れた塩水にちょっと浸けておくだけだが、そうするとリンゴの表面が茶色くなるのを遅らせることができる。それは、塩に含まれているミネラルが酸化を防いでくれるからだ。

それを経験していれば、複雑な分子構造等が分からなくても、目に目える形で活性酸素の働きが理解できるはずだ。

そのように、活性酸素が働くことを化学用語では〝酸化〟といい、反対に、酸化を元の状態に戻すことは〝還元〟といっている。

あーぁ。そんなことは分かっていたのに、子どものアトピーにそれが応用させられなかったとは残念至極。私は知性無き愚かな母親だった。分かってみれば実に簡単なことだったのに……。

――というわけで、以上、ざっくりではあるけれど、私が、活性酸素を生じさせる農薬等に疑問を持っている理由が分かっていただけたかと思う。

（＊）活性酸素については参考文献が多数出ている。インターネットでも検索できるので、参照していただきたい。私が最も分かり易いと感じたのは、『三石巌・健康自主管理システム』全六巻、三石巌著（太平出版社）の内、五巻目の『ガンは予防できる』である。活性酸素について分かり易く、詳しく書いてあるので、とても勉強になった。

同著は1992年に第1刷が発行されたが、その年の内に第8刷が発行されるほど、科学に苦手な一般の人に大好評である。

三石先生は自ら健康管理を実践し、1997年に95歳で急逝する直前まで執筆活動を続けられていた有言実行者である。

過度のストレスは活性酸素の発生源

ここで強調したいのは、ストレスが人体に及ぼす影響がいかに大きいかである。

それはわが子のアトピーでよく分かった。前の方に書いたけれど、子どものアトピー性皮膚炎の原因は、食べ物の内容が悪かったためと、ストレスのために子どもの体が極度に酸化していたためだったのだと分かったからだ。

波動測定でビタミンやミネラルの数値および、ストレスの数値が極度に低かったのは、それを示していたのであり、その酸化を先程言ったように、還元する（元通りにする）ために、不足していた大量のビタミン、ミネラルを与えることと、親の愛情を注ぐと言う、ストレスを和らげる対策を子どもは必要としていたのだ。

それらの対策と、環境の良さが相乗効果となって、子ども

のアトピーは速やかに治ったのだと信じている。

第6章　安全な食べ物作りをめざす

第６章　安全な食べ物作りをめざす

岩手での充実している日々

ともあれ、わが子のアトピーをきっかけにして松尾村に来た私たち一家は、食べ物や水、それらを取り巻く環境に大変敏感になった。と同時に、自分の身体は基本的には自分で守るしかないと痛感した。

そこで、自分たちでできることはしてみよう、と、夫は家の隣接地の畑を借り、僅かでも安全なものを作って日常の足しにしようと耕し出した。（口絵①）自家敷地内に約１００㎡（約３０坪）のビニールハウスも建てた。

夫が見よう見まねで土作りに精出した成果が間もなく出てきて、じゃがいも、大根、茄子、ピーマン、葱、キウリ、アスパラガス、インゲン豆などは自前で賄えるようになった。

三つ葉、紫蘇、チャイブ（ハーブの一種で、西洋アサツキ）、茗荷《みょうが》などは一度植えたものから種が飛んだり、株が増えたりして、手間いらずで、季節の味を楽しめている。（自家産のアスパラガスは口絵⑦）

山菜や、地場産の新鮮野菜は近くの産直で手に入るし、無農薬、有機栽培（＊）を行っている人たちとも知り合いになれたので、そういう方々からお裾分けをいただいたりすることも、よくある。

（＊）有機栽培とは有機農業と同義。一般的には、化学合成肥料や農薬の使用を控えるか、何も使用しない代わりに、木の葉、細かく切った枝、枯草、残飯、野菜屑、などの有機物を醗酵させてから堆肥として用いることにより、安全で味の良い食料の生産をめざす農業、また農法とされている。

しかし、平成２００６年（平成１８年）１２月、「有機農業の推進に関する法律」（農水省）が制定され、次の定義に合致しない農業は有機農業とは認定されないこととなった。

「有機農業の定義」

「有機農業とは、化学的に合成された肥料及び農薬を使用しないこと並びに遺伝子組換え技術を利用しないことを基本として、農業生産に由来する環境への負荷をできる限り低減した農業生産の方法を用いて行われる農業をいう」

とあり、それに基づいて生産された農産物は、有機ＪＡＳマーク（下）の表示ができるが、そのマークのついていない農産物と、農産物加工品に「有機」、「オーガニック」等の名称の表示や、それと紛らわしい表示を付すことは法律で禁止されている。

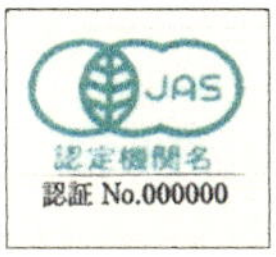

JAS マーク

我が家では、主食の米は毎日食べるものなので、体への影響が大きいことを考慮し、価格は割高にはなるが、減農薬有機栽培をしている農家から入手している。その他の食品は生協を利用し、できるだけ無用な添加物の入っていないものを探して注文するようにしているけれど、それでも足りない場合は車で七〜八分の大きなスーパーへ行って買っている。

こうなってみると、我が子がアトピーになって家族が右往左往したことも、貴重な経験であったと思う。おかげで、八幡平市（旧松尾村）のような、緑滴《したた》る良い環境の所へ引っ越して来られたのだから。

そして、曲がりなりにも農業の実態に触れられ、私たちにできることをして、この地域に暮らす人たちと共に歩んで行くことができるような気がしてきたから。


振り返ってみると、こういう心境に至るまでの道のりは大変だった。

夫は、神奈川に居た頃の比較的良い待遇だった職を辞し、仕事に関しては何一つ〝つて〟の無い岩手へ来て、とても苦労をした。

とりあえずは働かなければならなかったので、知人に紹介された農業関係の仕事にアルバイトで入り、汗を流していた。

そのうちに、有機無農薬農産物を生産し、都会の顧客へ直販しているIさんという農業経営者と意気投合し、その人の職場で働かせてもらうことになった。

そこでの仕事は前と同じ、身体を動かしての農作業が主だったが、代表者のIさんから様々な土の分析や、できた作物の健康度を波動測定するよう頼まれ、非常にやり甲斐を感じて過ごしていた。

都会で長年サラリーマンをしていた夫だったが、まさか後半生、自分が長靴と、作業用のつなぎ（ラッパ服）を着て、慣れない農作業に打ち込むようになるとは夢にも思っていなかったと言う。

夫が岩手にいる私と次男との生活に合流する前、私は神奈川に居る彼に、

「波動の機器って、すごいね。あんなに便利なものはないわよ。あれに出会えなかったら、わが家はどうなっていたか、分からないもの。だから、あなたがあの機器を買って、ぜひ測定士の資格を取って活用してほしいんだけど。波動機器はきっとみんなの役に立つと思うから」

と懇願したのである。

聞いた夫はびっくり仰天し、

「自分たちの生活費の一年分にも当たる高い機器など、買うことができるか。しかも、その機器を買ったところで、普通人は、物品の測定はできるけれど、医者でもない自分が、人様の体に関わる測定はできないのだから、無理だ」

あっさり断られたのである。

でも、私は引かなかった。

「次男のあれほど酷いアトピーの原因が分かり、対策を立てられて速やかに治ったのは、波動測定に出会えたからでしょ。世の中には、私たちのように、あの機器で幸せになれる人がきっといるはずよ。あなたがサラリーマンを退職して岩手に来られるからには、退職金も出るはず。それが無くならないうちに、有効活用して、生き甲斐のある余生を過ごすっていうのはどう？　幸せは、私たちだけのものにしていてはいけないと思うから」

と、半ば強引に迫ったのである。すると夫は思案の末、意外にも、

「そうだな。そうしてみるか」

今度はあっさり私に同意してくれたのである。

（ヤッタ、素晴らしい！）

とホクホク喜んだのは、ノウテンキな、こちらのみ。

退職と引っ越しを決めた夫は、仕事の引継ぎをする傍ら、土日ごとに東京や、時には神戸へまで通って、難しい波動測定士の資格を取りに、ものすごく努力し、忙しく過ごさざるを得なかった。

そして遂に、待望の機器を購入し、測定士の資格も取れて、機器とともに岩手へやってきたのである。

それは、そんな会話をした半年後くらいだったと思う。

その後は前述のように、夫は農業関係の職場でアルバイトをしながらなんとか当面の生活費を稼ぎ、講演を頼まれれば、様々な物品のみの波動測定と波動の説明だけをやって、安心安全な食べ物のことを伝えていた。

しかし、肝心の人体の波動測定は、医者の管轄下でなくては行えない。それができないと、波動の機器の威力を十分に知らせていくことができない。それで夫と私は、波動について理解を示してくれるお医者さんに出会いたい。そういうお医者さんと一緒にやっていきたいと強く願っていた。

けれど、そんな人にはなかなか出会えないで、虚《むな》しく数年が過ぎて行った。

普通なら諦めてしまうところだ。でも、私たちは、

「波動に理解あるお医者さんに出会うのが、私たちに必要なのだから、そういう人にきっと出会えるはず。そうすれば、もっと大勢の人に波動を役立てることができるのだから。希望を失わないでいよう」

と互いに励まし合っていた。それは、根拠のない自信というのもしれないけれど、私たちには、出会いは必ずある。出会えるはずだ、という確信めいたものがあったので、腐らずにいられたのである。そして、願い始めてから6～7年経った頃、遂にその願いは叶えられたのである！

運命は動き、夫は、ある農業講演会で、私たちが願っていた、波動に関心のあるお医者さん（第14章で述べる）に遂に巡り合えた。

待ちに待っていた出会いであった。夫はそのお医者さんの管轄下で　2003年1月から波動測定士として、働くようになり、現在に至っているのである。

夫がそれまで従事していた農業関係の体験も、その後の仕事に大いに役立ったのであるから、無駄は一つもないと分かった。

身を切る寒さの畑の中や、また、夏場のビニールハウス内では50度にもなる暑さの中での農作業に苦労した甲斐があったと彼は言っている。

そうして波動測定士として病院関係の施設で働く中で、夫は多くの農業関係者や、真の健康を求める人々と出会い、今に至るもずっとお付き合いしている人も多い。東京、大阪、北海道からなどもお客さんが訪れ、波動の講演会は東北各地で行うようになった。講演会では、わが家が子どもの病気で苦しんだことや、これまでの農業経験が非常に役立っていると、しみじみ述懐しているのである。

それでは、妻である私は、松尾村へ来てから何をしていたのかというと、少しでも収入を得られればいいと思って、自宅を建てるための土地を売ってくれた地主さんから勧められた、米国渡来の某ネットワークの仕事に何年か携わっていたことがある。

その仕事では、多数の成功者が出ていたが、私はどうやら商売には向いていない人間だと感じた。やり方も拙かったのだろうと思うけれど、微々たる収入にしかならず、何年か後に多少の年金が入るようになって息が継げたので、仕事からは手を引き、ヤレヤレと、その後は好きなことをして過ごしているのである。

しかし、その仕事で知った有能な先輩たちから授けられた知識や、これからの社会はどうなるかというような最新情報に触れられたことや、分子栄養学の知識を深められたのは、何かにつけ、非常に役に立っているので有難く思っている。

それと、波動測定のおかげで、その会社の製品がとても高品質なのが分かったので、子どものアトピーの改善に大変役立ったのも有難かった。そのようなわけで、我が家では今でもその会社の日用品(シャンプーや化粧品やサプリメント等)を愛用しているほどだ。

人と人との出会いには必然性があるようで、そのネットワークで知り合った人の勧めがあったからこそ、夫は若い頃働いていたことのあるアメリカへ行き、そこで「マクガバン・レポート」の存在を知り、持ち帰った原文を翻訳し、仕事に役立たせていられるのである。

夫はその後、〝天職〟とまで言うようになった波動測定士として、多忙で生き甲斐のある日常を送り、私は拙い書き物をして自己満足している主婦として、すべてはまるで予め筋書きができていたドラマであるかのように、現在私たちは東北での生活を日々、エンジョイしているのである。

それと自慢話をするつもりで言うのではなく、事実を言うのであるからお許しいただきたく思うけれど、私は、先述の仕事仲間から刺激を受け、発奮して勉強をしたおかげで、2004年(平成16年)に特定非営利活動法人「日本成人病予防協会」公認の〝健康管理士一般指導員〟の資格を取れ、2015年(平成27年)11月には同協会公認・文部科学省後援の〝健康管理士能力検定一級〟の資格(いずれも登録番号H16956)を取得することができた。

年のことは言いたくないが、それらの勉強を始めたのが63歳くらいのときで、一級の資格を得たときは73歳になっていた。

通常なら、今更勉強なんて、という年である。でもそれができたのは、通信教育だったたし、仲間がいたからだ。

2カ月毎に同協会から送られてくる「ほすぴ」というテキストで、体の仕組みや病気の原因、それに対処する生活のありかた等を学び、巻末のテストに答えを書き込んで返送する。すると次号のテキストとともに採点されたテストが同封・返送されてくるようになっている。

そのような勉強の継続で必要単位が満たされたので、資格取得テストに挑戦したところ、合格できたというわけである。そんな地味な勉強が家族の健康を維持するため、とても役立っているのは事実であるから、頑張って良かったと思っている。

私事にわたる話が長くなり、恐縮である。

しかし、これは小説ではなく、レポートだから、本レポートに関連する話はできるだけ、ありのままを記述しておこうという趣旨で進めているので、このような記述も、笑って読んでいただけると有難い。

建前、理想論では国民を養えない

安心安全の農業の話に戻る。

この辺まで書いたところで、ある人が言っていた次の言葉を思い出した。

「無農薬、有機栽培の生産物ができれば結構だし、安全を求めることはとても大切だと思うが、実際問題、それだけでは一億数千万人の国民を養っていくにはまだ十分ではない。現今の無農薬、有機栽培の耕地面積だけでは全国民のうち、ほんの僅かの人々しか養えないのだから」

とは、農学博士の今村《いまむら》奈良《なら》臣《おみ》さんの言葉である。（今村さんに関しては、後の方で触れる）

確かに今村さんの指摘している通りだ。理想論だけで全国民が養えれば言うことはない。が、現実問題、国全体の農業の有機栽培化はどの程度進んでいるのだろう？

詳しくはインターネット上で公開している農林水産省の「有機農業」に関する情報をご覧いただければ一目瞭然で、普及率はわずか数パーセントのみである。

近年、国も、根強い消費者からの、安心安全の食糧を求める声に応えるべく、やっと有機農業対策に本格的に取り組みだした感じはするが、まだまだ前途遼遠という感じがする。

同じく、インターネット検索による「世界の有機農業面積国別ランキング・推移」（グローバルノート・国際統計・国別統計専門サイト統計データ配信。データ更新日は２０１５年１０月１５日）を見ると、所定の有機農業法によって農業が行われていて、認証機関の認定を受けた農地面積の広さの国別のランキングでは、オーストラリアがトップであるのが分かる。

次にアルゼンチン、米国、中国、と続き、５位スペイン、６位イタリア、７位フランス、８位ドイツとヨーロッパ諸国が追随している。

面積比であるから、国の広い所が上位を占めるのが当然かと思うと、九位に南米の小国ウルグアイが入っている。

では、肝心のわが日本はどうかというと、なんと、８５位である。

ウルグアイと日本の国土面積を比べると、ウルグアイは１７万７０００㎢。人口は３４３・２万人（以下、人口はいずれも２０１５年版 WHO 世界保健機構統計による）。片や日本は国土面積３７万７０００㎢、人口は１億２０６５７・３万人である。

面積ではウルグアイよりもっと小国のスイスの国土面積は4万1000㎢、人口は829・9九万人。スイスの有機農業面積は日本よりはるかに上位の40位である。

それでは、と気になる隣国、韓国を見たら、72位。

ということは、国土面積や人口比ではなく、その国の有機農業政策（イコール国民の認識）がランクに大いに関係していると見てよさそうである。

スイスで見た有機農業

実は、私は1997年（平成9年）秋に、スイスと南ドイツの一部（フライブルグ市）への環境視察をした折、スイスにおける有機農業の実状を見てきている。

などと言うと、私が当時、村会議員さんでもしていて、視察に行ったような印象を与えかねないので、誤解のないようにいきさつを言っておく。

1988年〜1989年実施の国の政策事業で、いわゆる「ふるさと創生一億円事業」といわれるものがあった。記憶にある方も多いと思う。

事業内容は、地方交付税から、交付団体の市町村一律に、一億円が交付され、その使い道については国が関与せず、地方自治体が自ら主導する地域づくりというものである。

各市町村が知恵を絞った結果、わが松尾村では、その一億円を、村民が海外へ行って見聞を広めることに使ってもらうことに決めていた。

それは、すぐに役立たなくても、長い目で、村のためになりそうなことなら良いだろう、とする目論見《もくろみ》の下《もと》に、応募者が所定の論文と面接にパスすれば、だれでもOK、海外へ出しましょう、という企画だったと私は記憶している。（細かいことは覚えていないが、そういう趣旨だったと思う）

そのときに、私は村の有志婦人で結成していた、「あーす、松尾発・美しい地球を子どもたちに残す会」（会長・秋元邦子）という、長たらしい会の一員であった。活動の内容から、会名は縮めて、外部からは環境行動グループ「あーすの会《かい》」と呼ばれていたけれど。（あーすは、地球を意味する英語・earth）

会が結成されたのは1997年4月8日であった。

前述の、国の「ふるさと創生一億円事業」によって、村からはすでに何人もの人が海外視察・研修を果たしていたが、一億円はまだ使い切っていない、そういうチャンスのときであった。

「あーすの会」の構成会員は、普通の主婦やペンション経営者の奥さんなどで、僅か7名。それにも関わらず、私たちは全員子育て中であったこともあり、自分たちの時代はおろか、子どもたちが生きる未来の環境にまで強い関心を寄せていたので、やりたいことがまとまると、すぐに実行に移していた。

環境問題の講演会を聞きに出掛けたのを手始めに、講師を招いて講演会を主催したり、有機農業を実施している農家へのインタビューをしたりと、多彩な活動を繰り広げ、「あーす通信」という手作りの機関紙まで発行するほど勢いがあった。

（＊）「あ～すの会」では、地球を取り巻くオゾンホールに穴が開き、紫外線が過剰に地上に過剰に降り注いでいるため、皮膚ガンが増加していることや、地球温暖化の害のこと、化学合成物質激増の影響により、内分泌撹乱《ないぶんぴつかくらん》物質が生じ、生物のホルモンを狂わせ、オスがメス化したり、精子が奇形になったり、異常減少したりしている実態についての書物やその他、関連する数々の資料を読んだりして勉強していた。

活動がスタートして数カ月後、私たちに、「海外の環境視察をしてみたら」、と応募を勧める人が出て来た。それもあり、会員たちも「できたら行ってみたいわね」と胸を膨らませていたら、行ける条件がスムーズに整ってきた。それで、必要な手順を踏んだところ、「ふるさと創生」基金から、経費の7割にも当たる補助を受けられることになり、勇躍、海外視察・研修に出掛けられたというわけである。

対象となった国は、当時、環境問題先進国と言われていたスイスと、南ドイツの一部だった。

参加者は「あーすの会」の会員5名と、一般募集の2名、それに案内役1名と、通訳者2名（内、2名は現地で合流した）総勢10名であった。その視察は、1997年10月13日～25日まで、前後合わせて12日間に及ぶ、大旅行になった。

視察対象は15ヶ所にも及び、案内者が力を入れてくれて、これでもかという、多岐にわたる内容が詰め込まれていた。道中、乗り心地がいいとは決して言えない中古のレンタカー（12人乗りのバン）に乗った一行は、ほとんど休む暇のない強行軍をこなしたのであった。

帰国後、村の主だった関係者を対象に、報告会をしたのはもちろんである。

その折に、参考資料として発行した「あーす通信―スイス・ドイツ環境視察研修旅行特集号―」（別冊第2号／発行日1997年12月3日）から、本レポートの、「無農薬、無化学肥料の有機農業」に直接関連のある部分、（私が取材した記事の一部分のみ）を抜粋し、ここに転載させていただく。テーマは「スイスにおける有機農業の動向と見通し」である。

「1996年にスイスの全農家戸数の5%、すなわち、約四千戸の農家が有機農業に転換し、また、転向しつつある。耕地面積では、全スイスの耕地面積の6%以下、6万ヘクタール（約6・9498町歩）に当たる。

有機農産物を求める消費者の根強い要望と、有機農業を実施する農家に支給される国の補助金は、耕地面積に比例して与えられている等の状況を視野に入れると、1998年までには、有機農業戸数は10%まで上昇し、2000年には、20%ないし、それを上回る見通しとなっている。

1980年にスイス連邦有機農業機関（VSBLO）の基準が施行され、全国の有機農業組織がその傘下のもとに統合された。ついで、有機農産物であることを示す表示の一つである〝つぼみマーク〟（下図）がスイス全体の有機農産物の公認マークとして承認された」

（このマークは、許可された農家の納屋やパンフ

BIO
SUISSE
（つぼみマーク）

レットにも記されている）

スイスの事例を記したのは、前記の「世界の有機農業面積国別ランキング・推移」の統計の中で見られた、同国での状況が世界40位であったことを思い起こしていただきたいからである。

今から20年も前にスイスは、全農家戸数の5%が有機農業に転換していた。であるから、2015年にデータ更新がなされている時点で、世界ランキングはさぞや上位かと想像していたら、意外にもやっと40位である。

――ということは、他の国々がスイスを追い抜いていったのか、いずれにしても、日本が85位というのは何を意味しているか、言わずとも分かっていただけよう。それだけ、わが国の有機農業の普及は諸外国に比べて著しく遅れており、残念ながら、いやでもそれを認識せざるを得ないということである。

ではなぜ、日本では有機農業の普及がかくも遅れているか、その原因はどこにあるか、というと、まずはこの項の冒頭に述べたように、国民全体の有機農業に対する認識が遅れているのが一番大きい理由だと思わざるを得ない。

今村奈良臣さん提唱の農業の第六次産業化

ここで前の方で少し触れた今村奈良臣《ならおみ》さんのことについて紹介させていただく。

今村さんは　1934年生まれ、大分県出身で、農業経済学者・農学博士。東京大学名誉教授であり、国際農業六次産業化連盟名誉理事長、全国各地の農民塾、むらづくり塾の塾長を始め、数々の肩書をお持ちの方である。

話は少しそれるが、今村さんに関連していることで、初めに述べておきたいことがある。

私はこのレポートを、昔、同じ「八幡平レポート・命を守る農業」というタイトルで、インターネット上の〝まぐまぐ〟というマガジンに連載していたことがある（今回は大幅にどころか、ほとんど書下ろし状態で書いているけれど）。

連載期間は、2001年5月～2002年3月までで、合計43回、毎週火曜日発行であった。その他の文章を含めると、通算114回続き、購読者は150人ほどいた。

当時、私はパソコンが苦手で、全く操作ができなかった。（やむを得ずやるようになった今でも操作はたどたどしいが）、その私のレポートや、エッセイや小説等に興味を示し、パソコンに取り込んでくださった人がいた。

それは、夫が以前勤めていた会社の上司であった加藤丈夫さんという方で、私が書いたものを、初めはその方のホームページに載せてくださっていた。しばらくしてからも、私が書き続けていたので、ホームページから独立させて、前記のマガジンに独立させて掲載してくださったのである。

私が今日、下手でも何でも、ものを書き続けていられるのは、ひとえに、その加藤さんが、編集長として根気よく拙文をタイプし、連載の労を取ってくださったがゆえである。

その、「命を守る農業」というレポートの一〇回目に名前が出てきたのが今村奈良臣さんだったのである。

今村さんは当時、日本女子大学の教授をされていた。

今村さんの主な仕事は「日本の食文化」、「食の安全性」、「食料の流通問題」、「地域農業システム」から「学校給食」などの食育教育等々、非常に多岐に渡り、政府の農政審議会会長の重責も担われ、大活躍されていた頃だと思う。

私のレポートの編集長だった加藤丈夫さんは、今村さんと学部は異なっていたが、大学が同窓だったからか、旧知の間柄だったそうで、それで加藤さんは、私が2000年代の始め頃に書いた「いち倶楽部(*)」というタイトルのレポートを、今村さんへ送ってくれたのであった。

(*)「いち倶楽部」とは、現在は解散して存在していないけれど、当時、八幡平市（旧松尾村）で、有機、無農薬栽培の農業生産物を都会の消費者（会員）へ定期的に届けていた生産者のことである。岩手へ合流した夫がそこでアルバイトをしていた関係で、私が同倶楽部の代表者のIさんを取材させていただいた一件があった。それが「いち倶楽部」というタイトルのレポートになったのである。

同レポートに対し、超お忙しい今村さんから、「『大変すばらしい』と激賞してもらったよ」、と加藤編集長さんから思いがけない報告を頂いたのである。

私は大変驚き、かつ、とても嬉しかったけれど、今村さんはそれだけではなく、苦言も呈されていたので、それには、反論もできずにへこんでしまったのである。

苦言とは、前にもふれたように、

「日本の農政を考える立場からは、有機農法だけでは1800万人くらいの人口しか養えないので、化学合成肥料の使用も考えざるを得ない」と指摘されていた点である。

それについて加藤編集長は、

「（わが国は）飽食の国ではあるけれど、その基盤は思いのほか脆弱なのだ」と感想を述べ、

「日本は世界中から食材を買い漁っている。日本の需要を目当てに商品開発を競う国も多い。しかし、栄華は永遠に続くわけがない。戦争中ひもじい思いをした世代は心の用意ができているが、バブル期に成長した世代は、まったく無警戒である」と、将来へ警告を発している。

（　）内は筆者が補足。

大恩人の加藤丈夫編集長さんは、平成24年にあの世に旅立たれてしまった。もっともっと長生きして、この新しい「八幡平レポート・命を守る農業」を読んでいただきたかったのに、と悔しがっても遅い。加藤さんには感謝してもしきれないので、恩返しもできないうちに故人となられてしまい、非常に残念でならない。今はただ、ご冥福を祈り、生前の故人の意に添えるように、頑張りたいと思うのみである。

戦争を知らない世代のことを憂いていた加藤丈夫さんの警告に関連した考え方については、小島慶三(*)さんという人が、『農業が輝く・〝新しい社会〟の創造』（ダイヤモンド社）の中で、

「米、あるいは食料は、いざというときには武器になり得る」

「食の供給を他国に頼るということは、国民の生命を他国にゆだねることである」

という言葉を述べられていたのを思い出す。

他国とのあいだに平和関係を築いておかないと、いざというときに、食料を自給できない国は真っ先に滅びる、という意味である。

（＊）小島慶三（1917〜2008）日本のエコノミスト、教育者、実業家、官僚、政治家、俳人、衆議院議員（二期）。

農業がゼロだと、すべての産業がゼロになる

今村奈良臣さんの話に戻る。

今村さんは、先程も少しふれたが、「**第六次産業化**」というのにとても力を入れておられる。

今村さんが、今から23年も前から提唱している、「第一次産業を発展させた『六次産業』」とはどんなものか、ここで簡略に述べておこう。

通常、第一〜第三次産業は、次のように分類されている。

第一次産業は、農業・林業・水産業など、直接自然に働きかけ、そこから人間生活に必要な食料や物資を得る、「農産物の生産」。

第二次産業とは、地下資源を取り出す鉱業と、鉱産物・農林水産物などをさらに二次的に加工する工業をいう。

第三次産業とは、商業・運輸通信業・サービス業など、第一次・大二次産業以外のすべての産業を指している。

今村さんは最初、第一次産業＋第二次産業＋第三次産業＝（合計六）第六次産業という、全部の産業を足して総合的に活性化する案を提唱していたが、後に、足し算ではなく、掛け算に改め、第一次産業×第二次産業×第三次産業＝（合計六）を「第六次産業」と呼ぶようになった。

掛け算にすると、ものすごく活性化するが、どの産業かがゼロになると、他が良くても、合計がゼロになる。特に、第一次産業がゼロになることは致命的であるという。

なぜなら、全ての産業の中で、第一次産業が一番重要であるからで、（人は食べなかったら生きてゆけないから）仮に第一次産業がゼロになったら、他の産業は成り立たなくなるので、食料生産が一番重要な産業であると強調されているのである。

私もまったく同感である。

そのような第六次産業案を踏まえた今村奈良臣さんのメッセージは、次のような言葉に集約されている。

「農業の六次産業化の理論とその実践の成果を踏まえつつ、新たに、アグロ（農）、フード（食）、エコ（景観と生態系）、メディコ（医療・介護・子育て）、カルチャー（文化・伝承芸能・技能）の各拠点（ポリス）から成る『五ポリス構想』による真の地域創生を、多様な全国各地の先進的実践事例を踏まえつつ、提起している。真の『地方創生』の路線を切り拓こう」である。

（今村奈良臣さんのメッセージは主として、インターネットの、

「食と農の応援団」（農文協）の記事から転載させていただいた）。

これにも私は全幅の共感を覚える。

インターネットで拝見する今村さんはご高齢にも関わらず、大変元気に各地を飛び回って講演され、農漁村の人々と触れ合い、真の地方創生実現に全力を注いでおられるようすである。今後も益々のご活躍をお祈りしたい。

さて、私のレポートに対し、今村さんがおっしゃった、重要な次の言葉に戻る。

「無農薬、有機栽培の生産物ができれば結構だし、安全を求めることはとても大切だと思うが、実際問題、それだけでは一億数千万人の国民を養っていくにはまだ十分ではない。現今の無農薬、有機栽培の耕地面積だけでは全国民のうち、ほんの僅かの人々しか養えない」

全国民の食を預かる指導者としては当然、もっともな発言で、それはとてもよく分かる。

それではどうしたら良いだろうか？

今村さんは「生きてゆく上に必要な食べ物の生産、それが第一次産業であり、それがゼロなら、他の産業は成り立たない」と言われている。

それにはだれも同感であろう。

私はそれに加えて、「安心・安全の食べ物でなければ、いくら食を生産しても、産業の真に永続性のある活性化はおぼつかないだろう」と付け足したい。つまり、第一次産業の食べ物が安全・安心でなければ、いずれ、国民が健康を損なって、すべての産業がゼロになる、その可能性が高いという意味である。

それゆえ、為政者には無農薬・有機栽培等の、安心安全に近づく農業にどしどし移行するよう、国民をリードしてもらいたいと願うのである。

政府は平成１２年（２０００年）１月に「有機農産物の日本農林規格」を制定し、平成１８年（２００６年）８月には「有機農業の推進に関する法律」を制定している。

同法にはその目的・定義・基本理念・国及び地方公共団体の責務・推進計画・有機農業者等の支援等々について定めてあるが、ここには、有機農業に関する「定義」（第六章ですでに書いた）についてのみ、再度転載する。

（定義）

「第二条　この法律において「有機農業」とは、化学的に合成された肥料及び農薬を使用しないこと並びに遺伝子組み換え技術を利用しないことを基本として、農業生産に由来する環境への負荷をできる限り低減した農業生産の方法を用いて行われる農業をいう」

（上記法律はネットで検索できるので、詳細はそれらを参照されたい）。

そのように、政府も頑張ってくれているけれど、国の有機・無農薬農業が全国民を養えるほどに推進されて行くのを、手を拱《こまね》いて待っているわけにはゆかない。

だから、次章では、全国民を今すぐ養えなくても、いずれ養えるようになる（可能性のある）安心安全な農業はどうあったら良いか、また、個々人ができることは何か、それらを探ってゆくつもりである。

私ごときが「国民の健康のため」などと、大上段に言える筋ではないが、有機農業による生産物の方が健康に良い理由については、今までに縷々述べてきたつもりであるし、今後も述べて行くつもりではいるけれど、実際問題、有機農業が国全体に広まるのをじっと待っているだけでは、いつになるか知れず、なんともじれったい話である。

であるから、国民の健康などという大げさな物言いをせずに、ともかくここで、有機農業を、初めはせめて家庭菜園の規模でもよいから実施して、まずは自分の家族の健康に役立てたいと願う人のために、とっておきの実践者のやり方を数例紹介していきたいと思う。


日本全体を見渡せば、有機農業実践者は多々いると思う。東北でも、すでに多くの心ある有機農業実践者が各地におられ、それぞれ困難な道を切り拓いて今日まで歩んでおられるのは確かである。

都合により、本レポートで紹介するのは岩手県在住の方々に限らせていただくが、まずは、筆者の知人を紹介しよう。

最初に紹介したいのが、岩手県花巻市（旧石鳥谷町）在住の有機農業実践者・横田幸介さんという人である。

第7章　篤農家へのインタビュー　その①

―横田幸介さん―

第7章　篤農家へのインタビュー　その①

まるで宗教家のような農業者、横田幸介さん

横田さんの職業は山林種苗業。平たく言うと、緑化のための苗木屋さんである。横田さんは２０１１年（平成２３年）度の全国山林苗畑品評会（全国山林種苗協同組合連合会主催）において、長年良質な苗木を供給してきたことが評価され、最高位の農林水産大臣賞を受賞されておられるほどの篤農家で、年齢は「じきに８０代だよ」と笑っておられるが、今も現役バリバリの有機農業実践者である。

横田さんは長年自費で農業塾を主宰され、多くの人々に有機農業を伝え続けている伝道師のような、無私の人、周囲の誰もが認めている素晴らしい人格者である。

横田さんは本業の種苗育成の他に、家庭菜園（と言っても規模はかなり大きい）で、無農薬有機農業を実践し、健康な農産物を生産して、家族や近隣の人々のために役立てている。

その上に、時々はわが家にまでお裾分けを頂いたりしているので大変恐縮である。横田さんの生産物は、健康に良いのは言うまでもなく、味の良いことも保証付きであるから、まずは横田さんのご自宅のビニールハウスの中で、具体的な土作りのやり方から教えていただいた。

「ボカシ」作りが土作りの第一歩

有機農業（有機栽培）には、ボカシ作りが大切だとあちこちで聞くけれど、一体、それはどんなもので、どうすれば作れるか、素人にもできるのか、知らない人もいるかと思う。

そこでまず、率直に聞いてみた。

【以下、「」に〝横〟とあるのは横田さん、〝加〟は聞き手・加藤】

加「横田さん、『ボカシ』って、何ですか？」

横「『ボカシ』とは、『ぼかす』すなわち、醗酵という意味なそうです。微生物による有機質の分解が進むと、白い綿のような菌糸が有機物の表面に出てきますが、その菌糸の出具合で良いボカシかどうかが分かります」

加「ほー、ボカシは『醗酵』から来ているんですね」

横「そうです。私たちの花巻周辺地域では、酒作り出稼ぎ集団の南部杜氏《とうじ》の町でもあり、醗酵に必要な菌の働かせ方、特に、麹《こうじ》作りは酒の基本となるもので、この作業がすごく上手い人たちが多いんです」

加「『菌』と言っても色々ありますが、有機農業に必要な菌にはどういうものがあるんですか？」

横「まず麹《こうじ》菌ですね。これは酒や味噌に必要な、澱粉を糖に変える菌です。次に納豆菌。これは大豆などのタンパク質を分解する菌です。それから酵母菌。麹菌の作った糖をアルコールに変化させる働きをします。それと放線菌。これは通常、空気を好む、好気性の菌で、雑菌または有用菌の

角質を食します。それと乳酸菌。これはチーズ・乳酸飲料のほか、日本酒・醤油・味噌などの製造に必要な菌ですね。それらの菌が上手く増えると良いボカシができます」

加「よく『EM菌』という名前を聞きますが」

横「それは元琉球大学教授の比嘉《ひが》照夫先生が開発された『有用微生物群』の略語のことですね。今言ったいろいろな菌やその他の菌、嫌気性の菌も含まれているということです」

加「それは私も知っています。以前参加していた環境行動グループ主催で比嘉先生を松尾村（現八幡平市）にお招きして講演会を主催したことがありますので。そのときは、EM菌を使ったボカシ作りの実演をしてくれた人もいました。私はEM菌を使ったボカシ作りをして、花をきれいに咲かせたことがありますけど。横田さんの所でもEM菌を使っているんですか？」

横「いや。自分の所では土着の菌を使っています」

加「土着の菌とはどんなものですか？　それはどこから手に入れるんでしょうか？」

横「私や仲間の農業者は、地元の農業には、地元の土着菌（微生物）というのが一番良いと思って使っていますが、それは自然の山林から簡単に手に入れられるんです。でも、菌を扱っている専門店から分けてもらうこともできますよ。そっちはちょっとお金が掛かりますけれどね」

加「できれば、経費が掛からない方がいいですね。横田さんは、いつも山へその土着菌を取りに行かれるのですか？」

横「ハハ、それは最初だけです。毎度行く必要はないですよ。土着の、良い菌（有用醗酵菌）が沢山含まれている土を取って来るか、その林に行って土着菌の集まる方法で菌を取って来て、一度、優れた『ボカシ』ができたら、それを種菌にすれば繰り返し使えますから、費用が掛からないです。大事なのは、その種菌の保存に気を付ければ良いだけです」

加「なるほど。そうすれば良いのですね。ところで、良い土着菌が含まれている土はどうやって見分けるのですか？」

横「何事も自然をよく見れば分かります。山野の植物は、特別肥料をやったり、消毒をしたりしなくても、落ち葉が微生物によって腐葉土に分解され、それを栄養にしてまた植物が育っている、というように、自然の循環でうまくいっているでしょう。あれを見ればいいんです。フカフカの腐葉土、そこに大体良い菌がいます」

加「自然をよく観察すれば分かるということですね」

横「そうです。自然が一番良い教師ですから、自然に習えばいいんです」

加「大切なことを教えてもらいました。でも、年中、山へ土を取りに行くのはちょっと。大変そうです」

横「山を持っている人でもそれは大変です。それに、山が無い人が、他人の山の土をしょっちゅう貰ってくるわけにもいきませんしね。だから、その代わりに人間が土作りをするんです。土作りについてちょっと言っておきますと、畑で作物を作る土には、前から、と言っても、戦後（太平洋戦争後）ですが、肥料の三大要素といって、『窒素、リン酸、カリ』と教えられ、それ等の化学肥料を畑に投与するのが常識だと言われてきました」

加「私も中学生時代に理科の授業で習った覚えがあります。それらが不足すると作物がよく育たないと教えられました」

横「戦後のように、食料が不足していた時代にはそういう化学肥料を大量に入れて生産するのはやむを得ないことだったのです。それに、戦中までは人糞や牛馬の糞、鶏糞などを利用したり、金肥と言われる、金銭を支払って買い入れた人造肥料や化学肥料を利用したりしている人が多かったのですが、戦後、食料増産のために、前述の『窒素、リン酸、カリ』の三大肥料が急速に普及し、使い勝手の良さと効果に皆、目が眩《くら》んでしまったのです。

　三大肥料を使うと、確かに見かけは立派な作物が育ちます。けれど、身体には必ずしも良い作物ができるとは限りません。三大要素が突出した、栄養価の偏った作物になってしまうんですね。それに対して、『ボカシ』作りをして、ボカシを沢山畑に投与した所ほど、栄養が偏らない、体に良い作物ができるんです。つまり、まず、健康な土作りをすることが、健康な作物を作るためのとても重要な第一歩なんです」

加「安全安心、健康に良い作物を作るためにはまず、健康な土作りが土台なんですね。ボカシ作りは、その意味で、とても大切な作業であるということがよく分かりました」

横「良い土はすぐにはできません。作物が吸収した分、根気良くボカシを作って土に補ってゆくのが大切です」

加「地味な作業なんですね。ところで、体に良い作物とは、どうやって判定しているのですか？」

横「食べるものは、食べる前に良し悪しが分かるのが一番ですから、それには私は、仲間もそうですが、加藤さんのやっている波動測定を信頼して判断しています。良い土作りのできた畑の作物の波動測定数値は、その土壌の波動数値に比例していますから、個々の作物をいちいち測定する必要はなく、作物を作っている土を測定すればすぐ分かるんですね。

　だから、良い土壌作りには波動測定による裏付けがあることはとても大事で助かっています。私のところでは、波動で土の中のミネラル２７項目を測定してもらっています。それで、身体に良いミネラルと、悪いミネラルが判るようになっています」

加「我が家の子どもも、波動測定によってアトピーの原因が分かり、対策が立てられ、順調に治ったので、そのおかげだと感謝しています。いろいろ伺って、ますますボカシ作りに興味が湧いてきました。それでは次に、『ボカシ』を作るために、有用菌の他にはどんなものが必要なのか教えてください」

横「はい。まずは米糠《ぬか》。これは米を精米するときにできる糠です。それやフスマ。フスマは小麦を引いて粉にしたときに出る皮の屑です。麦糟《かす》とも言っています。それから脱脂大豆糟、これはクズ大豆でも大丈夫です。それと菜種糟、魚粉、牡蠣殻《かきがら》石灰。これらの資材は、農業用資材屋さんで手に入ります。それらに加えて水と糖蜜または砂糖が必要です」

加「いろいろ必要なんですね」

横「そうです。家庭で調理の際に出る野菜屑や残飯等を入れても良いのですが、それ等を入れると、醗酵がうまくゆかないで、腐敗臭が出ることが多いので注意する必要があります」

加「醗酵がうまくいったときはどんな匂いがするのですか？」

横「ボカシの良くできたものは、人が食べたくなるような、いい匂いのものになります。ネズミが喜んで食べるものは良くできたボカシと言えます」（笑）

加「ボカシ作りに必要な材料の割合や作り方は教えて頂けますか？」

横「それは、気候や土地の条件や資金事情などが各農家で違うと思いますから一概には言えませんが、材料の中で一番大事なのは牡蠣殻石灰です。これは土壌中の有害化学物質を浄化するのに役立ちますので、ぜひ使って貰いたいです」

加「材料の他に、必要な道具類がありましたら教えてください」

横「我が家では、ボカシの種菌を作るときには、生ごみ処理機を使って作っていますが、大量に作るときには家庭菜園なんかでは、ブルーシートやビニール袋、段ボール箱、寒いときは暖房機を使って作る方法もありますよ」

横田さんのビニールハウスには二槽洗濯機くらいの大きさの、家庭用規模の生ごみ処理機が設置してあった。横田さんはそれを、ボカシ作りに使用しているとのこと。

加「他に必要なものは何でしょうか？」

横「あとは、木酢液《もくさくえき》と活性水です」

加「木酢液とは何ですか？」

横「炭焼きをするときに出て来る蒸留水で、炭の香りのする液体です」

加「それは何の役に立つのですか？」

横「いい質問ですねえ」（笑）

横田さんはにこにこ顔で答えてくれた。

横「生物は酵素(*)の働きなくして生命維持ができないといわれています。土の中の微生物（有用菌）も同様で、まず土中に有機物が沢山入ると、それを分解する有用菌が働きますが、そこに木酢液や活性水(*)や炭を入れると、それらが土中の有用菌の働きを活性化させる力があるようで、菌の働きが高まると酵素の生成が高まり、土中の残留農薬（有害な化学物質）を包み込んだり、無害なものに分解してくれたりしていると思われるんです」

（＊）酵素とは、難しい科学用語では、「生体内で営まれる化学反応に触媒《しょくばい》として作用する高分子物質のことをいう」とあり、触媒とは、「自身の性質は変わらずに、他の物の変化を促進する媒体になるもののこと」を言うが、ここの場合では、木酢液や活性水、炭などがその触媒として、有用菌の働きを高めて、有害な化学物質を無害なものに変化させるのを促進する働きをすることを言っている。

（＊）活性水とは、水分子（クラスター）の小さい、吸収率の良い水のことで、山の岩などから湧いている自然の水などがその条件に合っている。横田さんのところの活性水は、家畜の糞尿をタンクに入れ、有用菌を使用して窒素等の肥料成分を飛ばしている酵素の多い液のため、それを酵素水と呼んで作物に利用しているそうである。

健康に良い作物はまず土作りから

加「一つ素朴な質問をしていいですか？　ボカシを作るときに、横田さんは牛や豚や鶏等の排泄物は使わないんですか？」

横「使いません。材料はさっき言ったような物だけです」

加「それはなぜですか？　八幡平市でも、コンクリート等で囲いを作り、家畜の排泄物を土に混ぜて堆肥作りをしている農家さんが結構いますが」

横「そういうものを私のところでなぜ使わないかというと、動物の排せつ物を入れると、作物の生育は早いし、形は立派な物ができますが、窒素等が過多になって、栄養的にはあまり望ましくないものができるからです。その弊害を無くすには、草や落ち葉や稲わらを沢山混ぜて醗酵させ、三年くらい完熟させると良い堆肥になるから、それから畑に入れるのがいいですね」

加「でも、三年はかなり長いし、なかなか待ちにくいですよ」

横「そうだね。でも焦っても、いい土はできないんだから。健康のためには、腰を据えて、まず良い土作りをすることが大事ですよ。だから、畑にゆとりがあったら、その三分の一は土作りに回し、他の三分の二で作物を作る。そうやって土ができたら順に作物を作っていくのが理想だし、効果的です」

加「その辺を少し詳しく話してください」

横「その三分の一の畑に私が何をやったかというと、金肥（お金で買った窒素、リン酸、カリの合成肥料）を撒《ま》き、まず雑草を生やした」

加「え？　雑草にわざわざ肥料を？　何のためにですか？」

横「またまた、いい質問だね（笑）。雑草は合成肥料を吸って育つから、すごく勢いが良い」

加「そうでしょうね」

横「ここから話は難しくなるけれど、その雑草を畑に鋤き込んで堆肥化すると、雑草が、吸い込んだ窒素、リン酸、カリを、作物が吸収し易い、作物のために、マイルド（穏やかな）ものに変化してくれるから、作物のために、良い土になるんです。しばらくしてそれを農業塾の指導者の本間光義《ほんまみつよし》さん(*)に見せたら、『いい土ができたね』と褒められたくらい、良い土になっていた」

（*）本間光義氏。八幡平市出身の元岩手県立農業大学非常勤講師。微生物農業研究者。同氏を指導者にして横田さんが代表となって同志と立ち上げた「本間農業塾」は、花巻市内を主な会場にして行われている。

加「そうですか」

横「つまり、ここから話は難しくなるけれど、動物の排泄物や、化学合成肥料を入れてあった畑の土は、作物が吸収しにくい硝酸塩（窒素分の塊みたいなもの）、やリン酸塩、カリ塩の形で残存しているから、畑が塩を吹いたように見え、土が固くなっている。それを雑草が緩和してくれる、ということだけれど」

加「そうなると、身体に良い作物ができる土になるということですか？　残念ながら学生時代、化学は苦手だったから、理解しにくいです」

横「そうですか。こういうことは一般の農業者もあまり知らないですよ。だけど、そうやって作った自家製の堆肥が一番安全だから、安心安全の、健康に良い作物を作ろうと思ったら、雑草に助けてもらうのが早道、ということになるんだね」

加「頭ではなんとか理解できました」

横「ハハ、あとは実践するだけだね」

加「はい。それが一番むずかしいんですが。ところで、雑草にも色々ありますが、雑草なら何でもいいんですか？」

横「雑草は、特に一年草の草がいいね。例えば、ヒメ芝や雑草化したヒエ、アカザ等の、茎が固い草。多年草ではヨモギがベスト。牛糞や鶏糞は、エサに窒素やリン酸や、カリ分が多く、栄養過多なので、即効性があるけれど、さっきも言ったように、身体に良い作物を育てるには、穏やかに効いてくる草を鋤き込んだ方がいいんです」

加「――と、おっしゃいますけど、草を鋤き込むと、雑草がどっさり生えて除草が大変なのではないですか？」

横「だから、草が目いっぱい伸び、開花しないうち、実を結ぶ直前に機械で鋤き込んでしまえばいいんですよ。そうすると良い土ができるんです。仮に、畑に望ましくない雑草が生えているときは、イタリアンライグラス、またはライ麦の種を買って蒔き、それを鋤き込むと、すごく良い土になるから。前にそれを田んぼでやったことがあるが、〝豊錦〟という銘柄の米で、普通10俵とれる田んぼで、14俵収穫できたことがあったね」

加「それはすごい。ライ麦といえば、私のところでは、主人が前に、やはり本間光義さんに教えて貰ったといって、家の横に借りている畑にライ麦の種を蒔いたことがありました。青々とよく茂ったそれを、しばらく生やしていたことがありましたけど、そういうことだったんですね。今では笑い話ですけれど、その理屈が今頃やっと分かりました。都会から移り住んだ私たちが、そんなことをやり始めたものだから、通りすがりにそれを見た近所のお百姓さんが、「『都会から来た人は変わった農業のやり方をするんだねえ』と半ば呆れ顔で言っていたよ」と主人から聞いたことがありました。ライ麦を生産しているのかと思ったら、それを畑に鋤き込んでしまったからですね。（口絵②）

大分経ってから、主人が理由を話したら、その人は納得してくれたようです。私は今頃になってやっと、理解できたような次第です。随分遅いですけどね。

その後、主人は大豆をずっと作っていたんです。そのわけは、大豆の作り出す根粒菌を畑に増やすためだったと、これも後から知りました。これまでは主人がそうやって汗を流して土作りをして作った作物を、収穫して只、頂く一方でしたから」

横「ご主人のように素直に実践するのが大事だね」

加「そうだと思います。主人は、子どもが病気をしたことで、食べ物の大切さを痛感したので、少しでも自ら作らねば、と思ったと言っています。何年も掛かって土作りをし、その都度、波動測定して良い土になったかどうか、確かめていました。本間さんや横田さんに教えていただいたお陰で、私たちは少しでも安全で、味も良い作物を食べられるようになってきたと家族一同、日々、感謝しています。」

横「それは良かった。ここで、蛇足のようだけど、草の堆肥を早く醗酵させたいときは、雑草に窒素肥料をやると、雑草の伸びと分解が早まるから、化学肥料も使い方ひとつだ、って付け加えておくね」

加「それはつまり、頭を柔らかくして、考えながら農業をするのが大事だということですね」

横「そう、そう。自分で考えて、試しながら取り組むのが、すごく大事なんだよ、特に農業は」

何を聞いても、経験に裏打ちされた答えがすぐ返ってくる。さすがは、その道のベテランの横田さんである。

農作物には作る人の心が入る

横「ここでとても大事なことを言っておきたいんだが」

加「大事なことがいっぱいあるんですね。それは何ですか？」

横「同じ条件の土作りをして同じものを植え、同じように収穫すると、みんなは同じものができる、と思っていると思うけど、それが違うんですよ」

加「えー、どこが違うんですか？」

横「形ではなく、質が違うんです」

加「質？」

横「卑近な例で言うと、ある所の同じ土質で隣り合っている畑で、ほとんど同じ資材を使用し、同じように施肥して収穫した果物についてですが、ここでは差し障りがあるので、果物の名前は伏せておきますけれど。波動測定してみると、数値がはっきり異なって出たんです。食味も違っていました。それで不思議に思って原因を色々探ってみたところ、これだと思うことが出てきました」

加「それは何ですか？」

横「その果物を作った人を仮にAさんとBさんということにしておきますが、波動数値の悪く出たAさんは、どちらかといったら、日頃の言動の中から、経済性を重視し、ソロバン片手の経営観に見える人です。波動数値の良かったBさんは、これはBさん本人からも、また、周囲の人たちからも聞いた話ですが、『美味しい果物になれよ。健康に良い果物になれよ』と、しょっちゅう果物の木に語りかけて育てている人だということが分かったのです。これは大事なことだと思いました」

加「それは全く同感です。実は、私も、そのBさんの作った果物を味わったことがありますが、本当に美味しくて、健康にも良さそうで、感動したことがあります。今でもその味は忘れられないほどです」

横「そうでしょう。そのくらい、作物には作る人の思いが入ってしまうのです。人の心が作物に入るという事実は、『水からの伝言—世界初！！水の氷結写真集—』（江本勝著、波動教育社）」という、写真集を見たときに強く感じました」

加「はい。私もその写真集、家にあります」

横「それを見ると、『愛、感謝』の言葉を紙にタイプした文字を瓶に貼り、そこに入れた水の結晶は、一晩置くと、雪の結晶のように、六角型の形が均整のとれた写真ですが、『馬鹿、死ね』という罵声《ばせい》をタイプした紙を貼った瓶に入れて一晩置いた水の結晶写真は、崩れた六角型になっていたのを見たのです。

　そんなふうに、言葉、すなわち心が水に伝達するのを確認したこともあり、経済ばかり考える人には作物の心が理解できないと思っています」

加「それは興味深いですね」

横「そう思います。確かに経済性を考えるのは大事なことですが、それが優先だったりそれに偏ったりしていると、できるものはそういう波動を示す、ということだと思います」

加「私も家で食事を作るとき、良い気持ちで作るように心掛けてはいますが、疲れているときには、正直、面倒くさいなと思うこともありますので、注意しなければと思います」

横「そうですね。目に見えない心は全ての物に影響していると考えると、我々農業者の日頃の思いを大切にしようと思います」

岩手の生んだ宮澤賢治の願っていたもの

横田さんへのインタビューは心の世界にまで及び、大変深い話になってきた。ここで、話は私たちの郷土、岩手の生んだ詩人で思想家、児童文学者、また科学者でもあり、農業実践者でもあるなど、多彩な顔を持っていた宮澤賢治のことにまで及んだ。横田さんは「宮澤賢治の農業に関する哲学」なるものを語ってくれた。

横「ところで、加藤さん、宮澤賢治は童話や詩などの文学で著名ですが、実は、農業の理想を達成したいと願っていた人だったとは知っていますか？」

加「いいえ。私は恥ずかしながら、賢治の文学に詳しくもないし、農業の方面にも知らないことが多いです。賢治の作品では、『グスコーブドリの伝記』が好きですけど。冷害から農民を守ろうと、グスコーブドリが自分の命を犠牲にする、という、涙無くしては読めないお話で、感動して読んだ覚えがあります」

横「そうですか。私も詳しくはないけれど、賢治さんが農家の土壌改良のために炭酸カルシュウム（石灰粉）を農家に使わせようと努力したが、当時の農家は皆、貧乏で、農業資材にお金を使えなかった。そのため、賢治さんの理想の土壌作り普及は頓挫し、その後、賢治さんは文学に生きていった、と、私は感じています」

加「それはつまり、私たちが賢治さんに感じている、思想家であり、詩人や児童文学者である賢治さんの姿を偏《かたよ》って捉えているということでしょうか？」

横「私は、私の母校でもある花巻農業高校の先生をしていた賢治さんのことを、折に触れて先輩たちから見聞していたのでそういう感想を持っています」

加「それはすごいですね。私は花巻市在住の藤根研一氏のご著書、『賢治スピリッツ・Ⅳ—農業技師【宮澤賢治】—（自費限定版）』を読ませていただいてやっと分かったくらいです。認識が不足していました」

横「その本は私たちの主宰している農業塾で藤根先生の講演会をした折に藤根さんが皆さんにプレゼントした本ですよ」

加「そうですね。主人（加藤喜代治）が、その農業塾に参加しているときに頂いて帰った本です」

横「それにも書いてあるはずですが、岩手県は、県央の北上川を挟んで東側は早池峰山を主峰とする北上山地の土壌は、花崗岩、蛇紋岩、石灰岩の土壌ですが、西側は岩手山を中心に、火山性の山脈です。（次ページ図参照）
　南は焼石岳から始まり、岩手山までの土壌は大昔、十和田火山、焼石火山の噴火した火山灰の積もった洪積層台地が続き、酸性土壌のため、水田でも、10a（アール）当たり、3~3・5五俵（180~210kg）しか収量がなかったそうです。

岩手県の土壌の性質

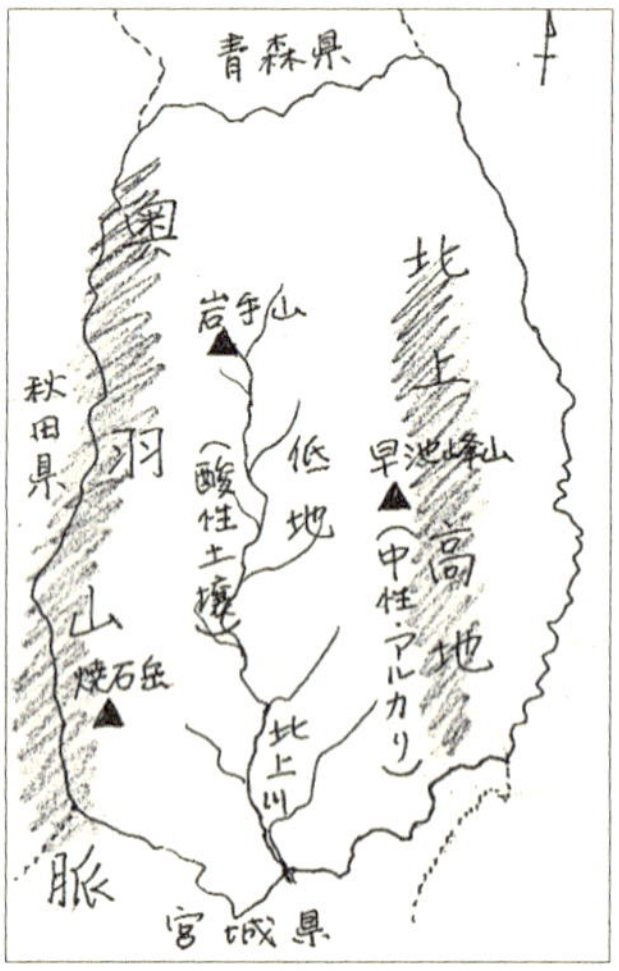

賢治さんはそれを見て、山地では野宿をしながら、山地、耕地の土壌調査を行い、花巻地方を中心に調査資料を作ったのです。次いで、農家に対し、作物の増収のための指導をし、土壌改良のため、岩手県東南部の一関市東山町より炭酸カルシュウム（石灰粉）を仕入れ、それを農家に使わせたようです。

ですが、農家の多くは金を出して資材を買うことができず、指導を繰り返しても、農民の取り付きの悪さに遂に降参したのではないかと思います。

私も木酢液や活性水を只で差し上げているときは皆さん喜んで使いますが、費用がいくら掛かると示すと、持って行かなくなります。

宮澤賢治さんに関しての世人の研究は、文学・芸術方面の本の方が出回っていますし、盛んですが、賢治さんの本望は、土壌学を極めた人ですから、農業指導こそ大事なことと思いつつ、若い生命を終えた人、と私なりに解釈しています。

賢治さんが現代生きておるならば、土作り農業は変わっていると思います。賢治さんについては、花巻市にある、宮澤賢治記念館に各種資料が揃っていると思いますので、参考にしてください」

土に残留している有害物質の除去が大事

横田さんの話はまだまだ続く。

横「70年前は肥料、農薬等、化学物質は少なかったので、土壌の汚染はなかったのですが、現在は昭和30年代、40年代以降に使用し、現在も使用している化学物質の蓄積が土層により、残留している土があります。

火山灰層の下層に水を通さない不透水層がある場所もあり、蓄積していた化学有害物質（稲のイモチ病の消毒のために使用した水銀等）が下に流れずに溜まり、毛細管現象により、上下に移動しているようです。それらが作物に入り、人の健康に害を及ぼしていると考えられます」

加「それは忌々《ゆゆ》しきことですね。それらの有害化学物質はどうやったら除去できるのでしょうか？」

横「それが、ずっと言ってきたように、ボカシ作りをして、有用菌（有用微生物）が働き易い環境を作れば、有害な化学物質を無害なものに変えてくれる(*)ので、そういう役割を果たしてもらうためにも農家の皆さんにはぜひ有機農業を実施してもらいたいと思っているんです」

(*)牡蠣殻《かきがら》石灰に含まれている亜鉛が水銀を包み込んで(キレートして)分解し、無害なものにしてくれる。リンゴは昔、水銀消毒をしていた。その残留水銀が土層に溜まっており、それが人間の健康に害を及ぼしている。

根気よく土作りをするのが肝要

加「そう言う意味でもボカシ作りが重要だと感じておられるのですね」

横「そうです」

加「ところで、これは最初にお聞きすべきだったかもしれませんが、横田さんはなぜ、どういうきっかけで有機農業を志されるようになったのですか?」

横「私は平成7年、母校の花巻農業高校時代の同級生を通して先述の本間光義さんという微生物研究家の先生と知り合い、微生物の話を聞いたのがきっかけです。それで同志と『本間農業塾』というのを立ち上げ、今まで11年間、その勉強を継続してきました。その勉強の中で、平成10年に波動の加藤さんと知り合い、本間先生を始め、加藤さんやその他の先生を講演会の講師にお招きして今日(平成28年)まで45~46回、塾の勉強を開催してきました。

今後も続けますが、参加者は多いときに70人を超え、少ないときでも30~40人、県外は青森、秋田、宮城等から、遠くは大阪からの参加者もいました。そこで農業の現場での実施を含め、微生物の勉強会をしてきました。

一番言いたいのは、微生物は土に入った場合、温度、湿度等の関係で働く能力が異なってくるので、失敗を恐れず、根気よく、自分で考えて土作りに年数を掛けるしかないということです。良い土は一朝一夕にはできません。

本間農業塾で学んで、すごく体に良い(健康に良い)作物を作り、口コミで消費者に供給している人もおりますよ」

加「ということは、有機農業は簡単ではないけれど、健康に良いものができ、それを求める人が多ければ、有機農業でも暮らして行けるということでしょうか?」

横「それは、その人の考え方によるところが大きいでしょうね。お金と命、それを天秤《てんびん》に懸け、どちらを優先するか、その人の志に懸かっていると思います。だから、全部の畑を有機農業に切り替えないで、三分の一を土作りのために休ませておき、残り三分の二で有機作物を作る、というのが大事だと思います」

加「有機農業のやり方は心構えがとても重要なのですね」

横「そうです。それが肝要です。それと、何事もよく観察し、自分で考えるのが大切ということです」

横田さんのお話は、農業現場での失敗談から、「水の良し悪しの判断はどうしているか」、「連作障害とトマトハウス栽培

20年以上の秘密」、「客土・深耕」、「土の顔を見ながら作物を育てるとは」、「波動の活用の動機・また活用法」「有機農業で国民の健康を守れば、国家予算に占める医療保険料の削減につながる」等々に至り、尽きることがない。

横田さんの場合、失敗と見えるものも、全て成功への道へつながっているから、失敗だけに終わる、ということは何もないそうで、すごく前向きの考えで共感できる。


最後に、横田さんのお世話で、有機農業産の食材を摂り続け、生きるか死ぬかの瀬戸際の病状（化学物資過敏症）が改善された人の言葉を紹介しよう。

それは現在大変元気で活躍中の東京在住の女性（50代後半）の方であるが、その方は横田さんへ次のようなお礼状を寄せている。

「自分の体の健康を維持するのは、結局は『自分の選択』だということ、そして、『命につながるものはすべて手をかけなければだめだ』ということを私は闘病を通じて知りました。命は本物を求めるのだと思います。利便性に惑わされ、ついつい安易な方向に走ろうとする怠惰な心こそ、本当は命の敵なのではないかと私は思います」と。

このような感謝の言葉は、懸命に土作りに励んでいる有機農業実施者への何よりのエールになるのではないだろうか。

長くなったので この辺で横田さんへのインタビューを終わりたいと思うが、横田さんの顔を見ていると、農業宗教家ではないかと感じられてならない。それはきっと、横田さんが農業を通して人作りを心掛けておられるからではないかと思う。そう感じるのも、横田さんは次のような小冊子[*]を出版されているからである。

（＊）横田さんは平成27年、夢うつつの中で死後の霊界への入口を垣間見た体験を『私は三途《さんず》の川を見た』と題して小冊子（ツーワンライフ出版）に発表。死後の世界（霊界）の存在を信じている氏は、折にふれて周囲の人々に「人間は生命ある内に善徳を積み、死後、良い霊界に行ける準備をすることが肝要」と説いている。


横田さんのハウスは居心地良く、時間のたつのを忘れてしまった。見学させていただいた畑の作物はどれも生き生きとしており、土も喜んでいるようだった。

横田さんへの取材は最初が2013年（平成25年12月5日）場所は横田さん宅の農場のビニールハウスの中だった。追加取材を行ったのはお互いの都合が折り合わず、だいぶ時が経ってからだったが、2017年（平成29年1月17日）場所は花巻市石鳥谷の八重畑振興センターにて行った。

最後に横田さんの略歴を紹介し、この章を終了する。

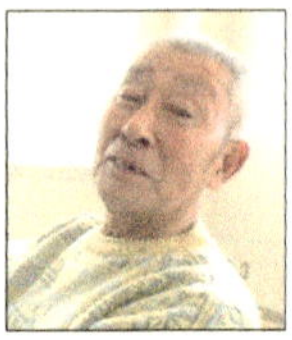

《横田幸介氏略歴》1938年岩手県出身。花巻農業高校卒。昭和32年より山林用苗木生産に従事。八重畑・石鳥谷各農協理事、東部改良区・岩手県山林種苗組合各理事を歴任。本間農業塾主宰。全国山林種苗畑品評会農水産大臣賞受賞。

さて、私は、同センターにて日を改め、2017年（平成2

9年2月7日)、花巻市轟木《とどろき》町在住の篤農家・高橋泰輔さんへの取材を行い、同年3月28日、同センターで同じく横田さん同席で2回目の取材を行った。その模様を次に報告する。

第8章　篤農家へのインタビュー　その②

―高橋泰輔さん―

第８章　篤農家へのインタビュー　その②

弟妹の病気を食事で治してしまった高橋泰輔《たいすけ》さん

高橋泰輔さんは、横田さん主宰の「本間農業塾」のレギュラー参加者であるとともに、安心、安全な米作り・野菜作りに励んで、消費者から非常に喜ばれている人である。

横田さんへの取材の中でも、そういう人がいることにちょっと触れたが、横田さん曰く、

「高橋さんは、本間農業塾で学んで、すごく体に良い（健康に良い）作物、主に米を作り、口コミで消費者に供給している人」であり、

「有機農業は簡単ではないけれど、健康に良いものができ、それを求める人が多ければ、有機農業でも暮らして行ける」を、地で行っている人だという。

「それはぜひ、取材したいので紹介してください」と私は早速、横田さんにお願いし、高橋泰輔さんに会わせていただいたのである。

【以下、会話は〝高〟とあるのが高橋さん、〝加〟は聞き手・加藤】

加「こんにちは、高橋さん。初めまして。高橋さんのお噂は、かねがね横田さんから伺っておりまして、とても楽しみにしてきました。今日はお忙しい中、お時間を割いていただき、ありがとうございます。高橋さんには安心、安全の農業を始めたきっかけと、消費者との結びつき、有機農業で経営が成り立っているかどうか等を中心にお聞きしたいと思います。ずけずけと踏み込んだことを色々お聞きすることになると思いますが。どうぞ宜しくお願いいたします」

高「こちらこそ宜しくお願いいたします。今日はどんなことでも聞いていただいて結構です。私でお役に立ちそうなことがあったらとても嬉しいです。今日はブラジルへ帰る弟を見送ってから急いでここへ来ました」

加「え、ブラジル、ですか？」

高「弟は８２歳（昭和１０年・１９３５年生まれ）ですが、ブラジルのサンパウロに住んでいるんです。それが体を壊し、特に足が壊疽《えそ》状態でふくらはぎが黒くなるほど悪い状態になっていたので、私が日本へ呼んだのです。

妹と私もそうでしたが、母からもらった静脈瘤が、異国の食習慣もあってか、特にグシャグシャになって、ガーゼと包帯を常に巻いていないと溶け落ちるような状態だったので、これは腸が悪いのではないかと感じました。

それで、発酵食品、特に杜氏場《とうじば》の酒作りで学んだアスペルギルス（＊）系の麹菌で作った味噌と、放線菌での培養肥料を使った野菜と米とで食事をさせたいと思ったのです。

そうしたら妹は１ヶ月で、弟は４３日間の滞在で回復し、帰国できたのです。横田さん始め、諸先生方からご教授頂いたのが元気を生んだのだと思います」

（＊）アスペルギルスとは、麹カビのこと。自然界において最も

普通に見られるカビの一種で、醸造に欠かせない菌のこと。

加「それはすごい！」

のっけからショッキングな話である。

唖然とした私は、度肝を抜かれ、高橋さんの嬉しそうな顔を見つめるばかりであった。傍で横田さんもうんうんとうなずいている。そんなに急に重度の症状が回復するとは驚くばかりだ。

高橋さんの作物には、そんなにデトックス（解毒）効果があるのだろうか？

聞きたいことは山ほどある。順番に聞くことにしよう。

加「驚きました。高橋さんの家ではお米の他に、どんな野菜を作っているのですか？」

高「今（冬場）はネギ、ホウレン草・ブロッコリー・レタス・大根等ですが、季節の物としては、玉菜（キャベツ）・白菜・ゴボウ・人参・ナス、トマト・ピーマン・オクラ・ニラ・アスパラガス・じゃがいも・大豆・雲南百薬《うんなんひゃくやく》（丘わかめ（＊））・黒ニンニク・トーモロコシ等ですね。トーモロコシは残念ながら狐にやられてしまって、昨年は収穫無しです」

加「狐が出るんですか！」

高「出る、でる。狐でも何でも」（笑）

（＊）丘わかめとはツル紫科の多年草。豊富なミネラル成分を含む。葉は１０㎝ほどのハート型。栽培容易で緑のカーテンにも。

加「いろんな種類の野菜を作っているんですね」

高「できるだけ無農薬・無化学肥料でやりたくてね。化学肥料の中で、特に窒素肥料を多く使いますと、ニトロソアミンという毒が残るということがあるようですからね。米の場合、やむを得ず一回だけ除草剤を使いますが」

加「そうですか。早速ですが、高橋さんが有機減農薬栽培農業を志されたきっかけを教えてください」

高「家は１・３６ha（一町三反六畝）の田んぼと、７００㎡（七畝）の畑、ビニールハウス２棟（1棟は種苗用、1棟は野菜用）の農家ですが、私は定年まで県立の農業高校と工業高校に勤務し、農業に打ち込んだのは退職してからです。母方の近親者が次々とガンであの世へ行ってしまったので、なぜだろうと考えていましたが、原因は分かりませんでした」

加「遺伝なのでしょうか？」

高「それは分かりません。母親は7人兄弟で、７０代の初めに大腸ガンで亡くなりました。母の妹一人もガンで亡くなり、弟3人は２０代から３０代の若さで胃腸関係のガンで、その子たちもまたガンで亡くなっています。健康で長生きしたのは末の妹だけです。

そんな有様ですから、私もガンの形質を受け継いでいるのではあるまいかと恐れ、その病から逃避することができないか、と考えるようになりました」

加「それはお気の毒に。何がガンの原因だと思われましたか？」

高「母と母の妹（みっさん）の場合は、もしかしたら農薬のせいではないかと。みっさんの家でキウリを沢山作っていた時、みっさんは肩掛けポンプで薬剤散布をしていたんです。マスクもせず、カッパも着ずにね。

後で私が長い散布棹《さお》の噴霧器をゴミ屋さんから買い入れて、それを動力用に改造し、身体に農薬が掛からないように、風の来る方向に後ずさりしながら散布するよう教えてあげたけれど……。そういうのが病気の原因だったのかもしれないとは思っていました。

当時は、パラチオンとか、ＥＰＮ（淡黄色の固体の殺虫剤）とか、植物にかかると気化する農薬が多かったですからね」

加「そうですか。農薬のせいもあったかもしれませんね。ところで、お母さんやお母さんのご兄弟は皆さん、自家生産のお米や野菜を食べておられたんですよね？」

高「そうです。それしか食べるものがありませんでしたから」

加「すると、田んぼや畑の土に何か原因があるとは思いませんでしたか？」

高「それは、横田さんが主宰する農業塾に参加するようになってから分かりました。約１１年前、（平成１５年〜１６年頃）、知人から横田さんの主宰する農業塾の話を聞いたんです。それが有機・無農薬農業を知ったきっかけですね。早速参加してみたところ、そこで初めて体にいい作物を作る農業についてと、波動について併せて学びました。」

加「そこでどういうことを感じられたのですか？」

高「波動測定で調べてもらうと思って、自分の田んぼの土をスコップで掘り上げて、田んぼの下の方と中程と上部の土を三段階に分けて順に測定してもらったところ、特に下部の方に重金属（＊）等が含まれているのが分かり、それらが健康に悪いということを示す極端に低い数値が出たんです。驚くとともに、『こんな土でできた作物を食べていたのか！』と愕然としました」

（＊）重金属とは、比重四〜五以上の金属の総称。金・白金・銀・銅・水銀・鉛・鉄など。軽金属は、それ以下の比重の金属の総称。（比重とは、ある物質の密度と標準物〔セ氏四度の蒸留水〕の密度との比）

重金属で汚されていた田畑

加「高橋さん宅の田んぼや畑に含まれていた重金属等とは、どんなものだったのですか？」

高「主に水銀（＊）・鉛・ヨウ素などです。作物の味が変わらないので、そのようなものが含まれているとは分からなかったのですが、そんな重金属等が、身体にとって〝毒〟になるほど大量に土壌に含まれていたのです。

なぜ含まれていたのかは、後で分かったのですが、昔、和賀町（岩手県の西部、現在の西和賀町）に某製鉄会社があり、そこで製鉄の時に出る、鉄以外の、重金属や軽金属がごちや混ぜに入った残渣《ざんさ》（ノロと言っていた）を田んぼや畑に秋落ちしないからとの触れ込みで入れていたんです。

なぜかというと、私の家の田んぼや畑は北上川の西側で、元々火山灰土で痩せ地のため、作物が十分収穫できない。秋落ちというのは、秋になると植物が衰えてゆくことですが、それがないということで、農業団体がその〝残渣〟を土壌改良剤として安く売り込んでいたのを買って、母親の代くらいから四～五年の間、大量に使っていた。ということが分かったんです。

それは、かつて某製鉄会社に勤務し、分析をしていた男性と知り合ったときに、その人から聞いた話です。その人から、『昔からみんなそれを使っていたんだよ』ということを聞いたので、確かです。昔、というのは自分の母親の代くらいから、ということです」

（＊）水銀による害の顕著な例は、水俣病で、鉛は有鉛ガソリン、粉白粉に含まれた「おしろい中毒」がよく知られている。ヨウ素は人体にとって必須微量元素の一つであるが、甲状腺に取り込まれやすい性質のため、一九八六年に起きた旧ソ連ウクライナのチェルノブイリ原発で起きた事故では、放射能が多量に環境に放出され、事故後、周辺地域では甲状腺ガンが多発している。重金属の毒性に関しては、『元素一一一の新知識』桜井弘編、『毒物雑学辞典』大木幸介著（上記2冊とも講談社ブルーバックス）、「免疫の反逆―自己免疫疾患はなぜ急増しているか―」ドナ・ジャクソン・ナカザワ著・石山鈴子訳（ダイヤモンド社）を参照した。

ボカシを大量に投与して土壌改良に成功

加「そうですか。それで、それらの重金属などの害を消す方法が分かったんですか？」

高「分かりました。それらの毒を制するには、農業塾で習った微生物の力で消すのが一番いいと分かり、横田さんに教えてもらった〝ボカシ作り〟に心を打ちこみました。金銭には代えられない、命の方が大事だと思い、ボカシを大量に作り、田んぼや畑に入れ、無我夢中でやりました。

横田さんとの出会いがなかったら、今の私は無いと思います。だから、横田さんが農業塾を開設以来、ずっとボランティアで続けておられることに感服している次第です」

加「それで、水銀や鉛などの重金属その他の害は消えたんですか？」

高「消えた、と言うのが正しいかどうかは分かりませんが、無害なものに変化した、と言うのが合っているかもしれません。私は微生物の中でも、〝放線菌（＊）〟という土壌菌に注目し、それを特に熱心に調べました。専門書を買って勉強したくらいです」

（＊）放線菌は2000種以上もあり、ウイキペディアによると、「典型的な放線菌は、空気中に気菌糸を伸ばし胞子を形成するので、肉眼的には糸状菌のように見える。多くは絶対好気性（空気を好む）で土壌中に生息するが、土壌以外にも様々な自然環境や動植物の病原菌としても棲息している（後略）。
　利用方法としては、抗生物質を生産する菌が多いので重要である。抗生物質生産菌の大部分が放線菌に属し、特にストレプトマイセス属（ストレプトマイシンの名の由来）に多い」とある。

重金属の害を打ち消す牡蠣《かき》殻《がら》石灰

　ここで、同席の横田さんが補足された。
横「水銀の毒性を打ち消すためには、牡蠣《かき》殻《がら》石灰を使います。牡蠣殻石灰には亜鉛が含まれているので、波動で調べたら、それがいいと分かった。石巻に住んでおられるＨさんという科学者の人は、『それで水銀が消えたのではない』と言っておられるが、私は、牡蠣殻石灰の中の亜鉛が水銀を包み込む、つまり、キレート化(*)しているために水銀が無害になっているんではないかと結論付けています」

（*）これについては、横田さんを取材させてもらったときにも説明したが、キレート（chele）とは、ギリシャ語で「蟹のはさみ」を意味する化学用語。ここでのキレート化を平易に言うと、亜鉛が水銀を環状に包み込んで無害な化合物に変化させている状態をいう。ちなみに、亜鉛（Zn）は原子番号30の元素で、鉛（Pb）は原子番号82の元素。

加「ボカシはどのくらい使ったんですか？」
高「反当り３００kgのボカシを入れました。お金のことは問題じゃない。問題は命なので。しかも、緊急なので、頑張りました。最初の内は波動測定してもらっても、なかなか良い数値にならなかったが、諦めずに頑張って段々改良できてきた。
　始めてから8年後くらいかな、波動測定でとても良い数値が出たので、念のため、昨年（２０１６年）１２月に、６万円かけて専門の業者さんに米を分析してもらいました。全部で毒の種類２３０項目を３人の技師（検査官）立ち合いで、残留基準値に対し、どの程度かと、厳重に検査してもらったところ、残留毒が定量下限の２～５／１０００という、大変良い結果が出たんです」
加「１０００分の２～５、とはどういうことですか？」
高「毒性の検出無し、に等しいということです」
加「良かったですね」
高「それで自信がつきました。やってきたことの結果が良かったのだから。私としては先程言った放線菌が特に働いて良い結果になったのではないかと思っています」
　傍で微笑している横田さんから補足がまた入る。
横「ボカシの中の牡蠣殻石灰の亜鉛の成分等々が重金属を掴み、（キレート化に働いて）無毒にしたようだと思われるね。それと並行して放線菌等の菌が働いたのではないかと思う。それにしても高橋さんはよく頑張ったと思う。
　波動測定すると、普通に土壌改良していれば、ある程度までは良くなっても、それ以上良くなるにはすごく努力しなければならないんだけれど、高橋さんはそれを実行されたんだから」

高「おかげさまで私は今８５歳（１９３３年生まれ）ですが、私も、家族５人も皆、元気です」

消費者に頼りにされている高橋さん

加「それは良いですね。ところで、高橋さんの作物は消費者の方々にとても喜ばれていると聞いていますが、消費者とはどんな風につながったんですか？」

高「最初は家内が、余った米、野菜等を花巻市太田にある、農産物直売所〝すぎの樹《き》〟という所に出荷してみた。するとそこで買った人が、『他の生産物と違う』と分かるらしく、すぐに売り切れてしまう。

『それじゃ、これこれ、こういう方法で作っています』と、能書きを付けようかと私が提案したら、家内は、『そういうのは要らない』と言いました」

加「理屈より、食べれば分かるということですね？」

高「そうです。わが家の生産物を分けてくれと言う人が出て来、近所の人たちが、『うまいもんなあ』、『甘いもんなあ』、と素直に言う。うまいわけについては、確たる根拠はないが、例えばこんな人もいます。ある人（女性）が『葉付きの大根３０本ありますか？』とか、『今、何がありますか？』と頻繁に聞いてくるので、何だろう？と思っていたら、その人は、ガンで胃と大腸を切除した人だった。そのため、食事が普通の人のように摂れない。少しずつ、何回にも分けて摂らなければならない。

わが家の作物を摂りだして八年くらいしたら、その人の顔色がすっかり良くなった。食べ物の大切さに気がついたその人は、わが家の作物を専用に取り入れて、生活しているんです。それで、わが家では分けるにも限度があるし、家族の食べる分を確保しなければならないので、その人に、『自分で作ってみたらどうですか？』と提案してみました。

そうしたら、その人、幅５０㎝ほどの新しいミニ耕運機（土壌を鋤き起こす機械）を買って、自分で畑を耕し、娘さんにも手伝ってもらって作物を作っているんです。いいことを聞いても本来忘れっぽい人間は、死線を超えると本当の道を歩み始めるんですね」

加「いいお話ですね」

高「それで仲間に知らせているうちに、初め一ヵ所だったのが、今では東京の杉並にあるＮＰＯ法人・２団体にわが家の米と味噌を提供して、合計３０～３５世帯の消費者に分けています。大きい方の団体には毎月米３０㎏ずつ、味噌３～６㎏ずつ送っています。

それらの人々が『他の所の作物と全然違う』という感想を寄せ、毎月必ず注文が来ます。わが家では、一袋３０㎏入りの米が毎年１８０袋収穫できますが、今（３月現在）、あと２０袋しか残っていないんです」

加「今年の収穫までの自家用の分しか残っていないと……」

高「まあ、嬉しい悲鳴ですがね。私も年が年だから、耕作面積をこれ以上増やせないし」

良いものは口コミで広がる

加「そのNPO法人の消費者の方々とは、どうやって知り合われたのですか？」

高「接点は、キリスト教の無教会主義を唱えていた内村鑑三先生の弟子の、矢内原忠雄先生（元東大総長）とか、愛弟子である高橋三郎先生（ドイツのマインツ出身の教授で、わが家にも来てくれたことがある）の講演を聞きに時々、東京まで行って集会に参加していたときに、出会った人々です。その中の一人に私の米を食べてもらったところ、『何かこの米は違う』と感じ始め、『どこから手に入れたのか？』というところからつながったんです。もう一つのNPO法人とも口コミでつながりました」

加「信頼できる人の口コミで広がったというわけなのですね。元々のお米が良ければ伝わるという、見本のようです。ところで、お味噌はどんな風に作っているんですか？」

高「味噌に使う大豆は、江釣子《えづりこ》（花巻市の隣の北上市）の老人方が休耕田に作付けしたものとか、土産土方(*)によるものを分けてもらっています。麹菌はアスペルギルス系（前出）のものを使い、毎年、直径60㎝、高さも60㎝くらいの樽、7個分作りますが、最近は大量なので、農家の婦人部の人たちに配合を教えて近くの加工場で作ってもらっています」

（＊）土産土方とは、農家の「おばあちゃん」たちが、休耕田を利用して、麦作付けしたのを収穫してから、大豆を播種するやり方で、木炭とか、燻《くん》炭とか、小量の化学肥料を使用して行う旧態依然のやり方をいう。

加「時には応援を頼むことも必要ですね。ここで、ぶしつけなことをお聞きしますが、高橋さんの所では、そのようなやり方で経済的にはやっていけているのですか？」

高「大丈夫です。農協を通すと多くの手数料とか高価な肥料代、農薬代、保管料等、経費が掛かったりするので、手元に余り残りません。それで、少しでも手元に残すには、自分で付加価値を付けて売るしかないのです。でも、わが家では今言ったように、求めてくれる消費者が継続的にいるので、農業専業でも、おかげさまで黒字です」

加「それなら良いですね。良いものを作るとおのずから売れて行く、ということでしょうか」

高「そうだと思います。物は高く売れればいいってものではないし、自分だけ儲かればいいってものでもないです。隣の人や、他人の健康を守ってやらなければならないという、ささやかな気持ちが絶対必要だと思います。共存のためと、みんなのためにね」

加「心がけが良くて敬服いたします。それで、東京以外にも、高橋さんの作っておられる作物のファンがいるそうですね」

高「盛岡に6人います。その内、熱心な2人が自分たちの手で野菜を作りたいというので、畑が無いから、プランターでの私の肥料（ボカシ）を使った作り方を教えました。
　そうしたら、できたゴーヤやトマトが大きくて味が良い。それにトマト専業農家も驚き、『どうやったらこの味ができるのか？』と聞かれ、ボカシを分けてほしいと言うんです」
加「それはすごい！」
高「すごいと言われたのは嬉しいけれど、ボカシを大量に作るのは大変なので、隣人の分までは手が回りかねています。その人たちは、『盛岡と花巻がもっと近かったら、高橋さんの野菜をいつも食べられるのにね。これ以上の物が無いので残念！』と言っています。そういうふうに褒められ、『自分は仕事があるけど、高橋さん宅の作業に自分たちを使ってください』、とか、『盛岡で会食しながらお話を聞きたい』などと言ってくれるんです」

アトピー性皮膚炎も治る高波動の作物

加「嬉しい悲鳴ですね。高橋さんのお米や野菜はしっかりと消費者の胃袋と心を掴んでいるようですね」
高「まだまだありますよ、他にも。最近では、千葉県の女性で、２０代半ばでアトピー性皮膚炎になった人が、私の米を食べて、4年でアトピーが治ったり、私の長女の友人（仙台在住）の子で、今は小学2年になっていますけど、幼児の時にアトピーだったその子が、私の米を食べて6年くらいで良くなったりしていて、その家庭では、『もうこの米をやめられない』と言っています」
加「我が家でも以前、子どもがアトピーだったからその辛さがよく分かります。それで親の気持ちや食事を改めたら、劇的に良くなった、つまり、それまでの食事等が悪かったから発症してしまったと思われるアトピーを、良い食事に変え、環境を変えたり、親業をしてストレスを無くしたりしたら、ぐんぐん治った、それは痛感しています」
高「先程のトマトのグループの人の知り合いに、薬剤師をしている人がいて、その人が言うには、『身体にとって毒になる２３０種の毒の中でも、安定度の高い毒（＊）ほど、体内に溜まり易い』と言っているそうです。
　私としてはさらに調査中ですが、有吉佐和子さんの書かれた『複合汚染』上下巻（新潮社）を読んで一層その思いを強くしました。
　また、〝世界〟という雑誌の中に、『商業主義が、経済至上主義が病気を生んでいる』と書いてあったので、そうだと思いました。食べ物、例えば味噌もパンもカビないで、異常に長持ちする、それは長持ちさせる食品添加物（＊）が入っているからだと。それらが〝毒〟になって体に蓄積しているのではないかと思いました」

（＊）安定度が高い毒とは、体内で分解しにくく、強い毒性を持っている毒のこと。断定はできないが、ガンで亡くなられた高橋さんのお母さんや、早世されたおじさん・おばさん（お母さんのご兄弟）のことについては前の方で書いたように、田んぼや畑に投入された大量の重金属等が作物に取り込まれ、それが胃腸等に溜まったためにガンの原因になったのではなかろうか、と感じられる。

（＊）食品添加物については、見栄えや味をよくするため添加する物もあるが、食中毒を防ぐためと、長期輸送・店頭に置く期間等を考慮して長持ちするように加えられているものもあるので、経済効率上からは止むを得ない面もあるといわれている。従って、安全性を追求するならば、できるだけ家庭や身近な所で作った食べ物を早めに食べ切るのが良いのは言うまでもない。

加「とにかく、高橋さんが有機・減農薬農業の経営で専業農家として経済的にも黒字になっているというのは素晴らしいことだと思います。これから安心安全な農業を志そうと考えている人々にとっては貴重な情報だと思います」

高「できるだけ無農薬・無化学肥料農業にしたいけれど、完全にはまだ無理です。化学肥料は使っていませんが、除草剤は工夫をこらして一回だけに抑えています。回数を少なく抑えられれば、より安全になりますから。ここまで到達するには並大抵の努力ではなかったですけど」

人間には三つのゆとり（余裕）が必要

加「そうでしょうね。だって、農家と言えば、農耕その他に必要な機材等は高額だし、肥料代も掛かりますよね。そのため、赤字の農家が多いと聞いていますから」

高「そりゃあそうですよ。何でも新品で買っていたら、いくらお金があっても足りない。私はトラクターでも、その他のコンバインでも、他人の捨てたものを、
『お前も捨てられし身か』
と語りながら、みんな自分で修理して使っているから」

加「それじゃ、余り経費は掛かりませんね。〝お百姓さん〟と言うのは、百ぐらい、多くの色々な技術を持っているから付けられた名称だと聞いていますが、高橋さんはそれを地で行っている感じですね」

高「百姓は〝総合科学〟だと思っています。それにはきっかけがあったんですよ。

　さっきの話の中に出て来た矢内原先生が、東大の総長になる前から、毎月発行されていた〝嘉信《かしん》〟という刊行物の巻頭言に、こういう言葉がありました。『人間は、三つの余裕を持たないとみじめである』と。『その一つは心の余裕。一つは物的（経済的）余裕。一つは時間の余裕。この三つの余裕が無いとみじめである』と。

　私の家は貧しかったので、経済的余裕がまるで無かった。それで、いろんな仕事をして苦労して学校へ行ったんです。そのために根性が培われたのではないかと今は感謝ですけど……。

　〝嘉信〟の言葉を読んでなるほど、と思い、三つの余裕を持つことと、さらに、高校時代に国語の先生から頂いた、
『陰徳を積めよ　暗夜に香る梅』
この言葉は忘れたことがありませんし、益々大切にしたいと思っています」

加「なるほど。頑張ったんですね」

高「どの人でも家庭を持つとそうなんだと思いますけど、頑張りましたよ。家族がいたから、養うために、新しいことに次々と真剣に挑戦しました。おかげで、岩石の分析に関しては東北大や岩大からも岩石（鉱物）薄片（1／100～2／100）作りの依頼がきたほどです」

加「それはすごい。それらの経験がみんな、高橋さんの力になっているんですね。先生を退職後は農業に打ち込まれ、本当の〝お百姓さん〟・総合科学の実力を発揮しておられるから素晴らしいです。そんなふうに前向きに取り組めば、必ず道は拓ける、そういうことじゃないでしょうか。

何が足りないからだめだとか、きつくて経費が掛かる農業のような仕事はできない、という愚痴や言い訳は言えなくなりますね」

高「そう思います。やる気と創意工夫で経費はいくらでも浮かすことができるのではないでしょうか。とことんやれば何でもできるようになります。

現に、我が家では、よそから修理を頼まれ、今もトラクターが2台持ち込まれているし、大忙しです。道具や機械類はできるだけ自力で修理し、とことん使い切るのが大事だと思います」

加「大変有意義なお話を伺え、とても勉強になりました。温かくなったら、我が家でもボカシ作りが始まります。我が家では、横田さんから教わったボカシ作りを始めて5年になりますが、私も今年は主人のボカシ作りに参加して、無農薬野菜作りに挑戦みようと思っています。何事も体験しないと、このレポートも書けませんからね」（笑）

高橋宅のボカシ作りは3月から

高橋さんはまだ寒い中、もうボカシ作りを始めている。作り始めて今日（3月28日）で3日目になるという。自分で工夫、製作した暖房装置を使い、ビニールハウス一棟全部を使って1袋25kg詰めのボカシをなんと一度に130袋も生産中とのこと。

30kg入りだと重いので、25kgにしているけれど、年だね、と苦笑いしている。

年、と言われたけれど、なんの、なんの。とても現在80代半ばには見えない、とにかくエネルギッシュな高橋さんである。

良い作物を作るために、ボカシを自宅のすべての田んぼや畑に入れるには、毎年それだけ大量に作らねばならないのだそうだ。ボカシが平均にでき上がるよう、温度ムラを無くすために袋の位置を入れ替えたりする作業もある。

約一ヶ月掛けてできたボカシは、熱のために固まっているので、それを機械にかけてほぐし、更に、ふるいの機械にかけて均質化してから機械で田や畑に撒くそうである。それも、ムラの無いように、少量ずつ、何回も撒くのが大事だという。

良いものを作るには手間暇がかかるのである。

健康に良くて美味しい作物は作れる

有難いことに、私は、そんな貴重な高橋さんのホウレン草とブロッコリーを、お土産に沢山頂いてしまった。

ビニールハウスの中で伸び伸びと育ったというホウレン草は、丈が４０～５０㎝もあろうかというほど大きく、栄養たっぷりに見えた。一般の市場に出ているサイズではもちろんない。帰宅して早速茹でて食してみると、エグミや苦みが全く無く、コクがある。


翌日、ちょうどわが家に迎えた友人二人に、そのホウレン草を味わってもらったところ、二人とも、異口同音に感嘆の声を発した。

「こんな美味しいホウレン草、食べたことがない！」と。

ブロッコリーももちろん、茹でたまま、何もドレッシングを掛けずに頂いたが、いくら食べても飽きないくらい美味しいかった。

また、高橋さんのお米を横田さんからお裾分頂いたので、早速炊いたところ、お釜を開けたとたん、お米が全部立っているのに驚いた。口に入れると、もっちりとして、とても、うるち米とは思えない食感である。噂に違《たが》わぬ〝自信作〟だ。

「こんなお米ができるとは、すごいね！」と家族全員、感動して賞味させていただいた。

お米も野菜も、波動測定で、とんでもなく健康に良い、高い数値を示していただけのことはある、と感心していたら、波動測定士の夫曰く、

「健康に良いのと、美味しいのとは必ずしも一致していない場合があるけれど」

とやんわり言っていたが、彼も高橋さんの作物は文句なく美味しい、と感心している。

つまりは、健康にも良く、美味しければ、言うことは無いのだ。言うは易く、行うは難しだが、高橋さんのようにやれば、それができるのではないかと思う。


高橋さんの野菜が健康に良いと感じた証拠には、尾籠《びろう》な話で恐縮だが、私は普段、お通じは日に一回あればいい方だが、高橋さんのホウレン草とブロッコリーを頂いた翌日から、なんと日に２～３回も柔らかいお通じがあったのである。息子もすこぶる快便だという。

頑固な便秘で悩んでいる人も、高橋さんの作物を食していれば、きっと速やかに解消するに違いない。断定はできないが、そんな感じがしたのである。


これは夫からの受け売りだが、一般の野菜にエグミや苦みがあるのは、窒素成分過多だからだそうである。窒素成分の肥料を多く与えると、育ちは良いが、質的に栄養の偏った野菜ができるという。

野菜が嫌いな人（特に幼児）には、高橋さん宅のような野菜を食べさせれば、大丈夫、きっと野菜を好きになる、そう感じた。以上、感動だらけで、これじゃ、まるで贔屓《ひいき》の引き倒しみたいだけれど、掛値無しの感想を述べさせていただいた。

高橋さんへのインタビューは長時間に及び、取材ノートには、まだまだ伝えたいことが一杯記してある。ボカシ作りや米作りのこまかいコツ、いわゆるノウハウまで熱心に教えて頂いた。それら大変貴重な経験情報を、一般公開できないものだろうか、それが可能なら、随分みんなの役に立つのではなかろうか、などと考えながら帰途についた。

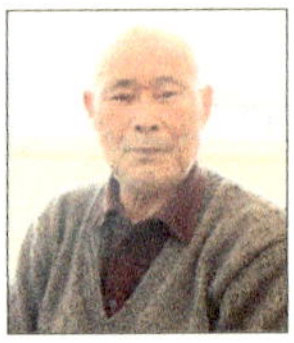

《高橋泰輔氏略歴》１９３３年岩手県出身。昭和２６年４月～２７年５月笹間第一小学校用務員。昭和３０年県立花巻農業高校助手。昭和４３年県立黒沢尻工業高校助手。平成５～８年関東方面酒屋勤務。その後、減農薬農業に従事。現在に至る。

第9章　わが家でのボカシ作り体験記

第９章　わが家でのボカシ作り体験記

参加しなきゃあ、分からない

方々の庭で水仙が咲き始め、冬の間、茶色一色だった屋敷林（いぐね）の杉に緑が戻ってきている。

次は、２０１７年（平成29年）の春、わが家の広さ約１００㎡（３０坪）のビニールハウスの中で行ったボカシ作りの報告である。行ったのは加藤喜代治と妻・美南子の二人。（口絵③）

【会話文の「喜」は喜代治、「美」は美南子】


４月１９日（水）ボカシ作り１日目。

さあ、いよいよボカシ作りだ。

ビニールハウスの奥の方には、畳六枚敷きくらいの広さのブルーシートの上にボカシの材料が積まれている。

午前8時３０分、長靴と作業服、ビニール手袋に身を固めた二人は、埃《ほこり》除けのマスクをして作業に取り掛かった。

外気温は9度。雨に風が交じった寒さだが。ハウスの中は１２度、と少し暖かい。


本来、ボカシ作りは雑菌の入らない冬場にするのだそうだが、それでは醗酵させるための暖房費が掛かり、温度設定をこまめにするなどの気遣いが必要になるので、一般では雪解け後、４月頃から行うのが良いとされている。

我が家もそれに倣って、いつも普通の時期に作っている。


――といっても、妻が手伝ったことはなく、夫だけが何年も黙々とその作業をしてきているが、今年は妻（筆者）が作成応援でデビューする。妻のボカシ作りは神奈川に居た頃、EM菌を使って生ゴミを醗酵させ、パンジーをきれいに咲かせた経験があるくらいで、土着菌を使う体験は今回が初めてである。


「参加しなきゃあ、何事も分からない」

しょっちゅう夫にそう言われているので、重い腰を上げざるを得なくなった妻だ。どんなふうになるか、見ものである。

ボカシについては、第7章の横田幸介さんへのインタビューで詳しく書いた。が、ここで読者のためと自分の復習を兼ねて、〝ボカシ〟とは何か？　から、おさらいしておこう。

ボカシは堆肥の醗酵促進剤

美「私、この間、横田さんにすごく素朴な質問をしちゃったの。『〝ボカシ〟と〝堆肥〟とは違うんですよね？』なんて。そうしたら、丁寧に説明して頂いたんだけど……」
喜「素朴すぎて横田さん、苦笑いしていただろ。まあ、堆肥から説明するとね、堆肥は、木の葉・細かく切った枝・枯草・残飯・野菜屑、などの有機物を醗酵させて作った土の肥料のことでね、ボカシは、それに振りかけて堆肥の醗酵を促進するもの。と思ってもらえばいいよ」
美「思い出した。そうそう。ボカシは、堆肥の醗酵促進剤なんだった。こっちでも見かけるけれど、よく畑のある所にコンクリートなんかで囲って雨除けの屋根を付けて作っているあれでしょ。囲ってなくて野晒《のざら》しのもあるけど」
喜「あれは、もみ殻やワラクズに、鶏糞や豚糞、牛糞、また、そういう動物たちを飼っている所の敷き藁なんかを混ぜて積んでおいて、時々切り返しをして醗酵させて作っている堆肥だ。醗酵が進んで完熟し、土に入れても大丈夫な状態になったら、囲いから出して畑の側に運んでおく。そこで野晒しにしておいて、必要に応じて土に混ぜて土を肥やしていくんだよ」
美「そうなんだ。でもさ、そういう堆肥の側を通ると、結構いい臭いがするじゃない。あれには閉口だけれどね。ま、有機栽培なんだからいいや。田舎の香水って呼んで、我慢して通るけど」
喜「こういう所に住んでいるんだから、それぐらい我慢しなけりゃな。昔は人糞を溜めて、それをよく醗酵させると、舐《な》めても大丈夫なくらい。いい肥料になるって、お百姓さんが言っているのを聞いたことがあるぞ。それと比べたら今はましだよ」
美「人糞なんて、汚いわねえ。子どもの頃、肥溜めの側を、鼻をつまんで通ったことを思い出すわ。江戸時代から昭和の中頃までは、それが当たり前に使われていたそうね。——ところで、堆肥作りには何でもかんでも混ぜていいってものじゃないのよね？」
喜「そうさ。有機物以外は駄目だよ。さ、しゃべってないで、始めるぞ」
美「うん」

夫は、ビニールハウス（以下、ただ、ハウスと呼ぶこともある）の隅から米糠《こめぬか》の入ったビニール袋を取り上げ、封を開けて次々に中身をブルーシートの上に空けてゆく。

その米糠は、わが家の精米器で出たものである。わが家では減農薬有機栽培をしている農家さんと年間契約して米を玄米で買っており、それをこまめに精米器で精米して炊いているのである。

そのため、いつでも新鮮なお米を食べられるが、4人家族で一日に8合程度のお米を炊くので、残る糠の量も多い。それを溜めておいてボカシ作りに活用しているのだから、ささやかな循環農業をしていると言えるだろう。

ビニール袋の中の米糠は、一年間放置していたため、固まっていた。そのままでは使えないので、私が長靴で砕き、さらに、ビニール手袋をはめた手でほぐし役をした。しゃがんでやる作業だが、これがなかなかいい運動である。

以下、次の材料の順に袋を開け、全部を夫がスコップで混ぜて行ったが、結構力が要ると言う。大量に作るには、専門の撹拌機で混ぜ合わせている所もあるとのことである。

《ボカシ作りの材料》

① 米糠（見積もりでおよそ70kg使ったが、最低20kgあればOK

で、多くても良いとのこと）

②脱脂大豆（家畜の飼料用ミール）と書かれた２０kg入り袋の全部を米糠の上に空け、混ぜる。

③混合有機質肥料（黒い小粒状のボーンフィッシュ）２０kg。一袋全部。これはリン酸肥料になる。

④牡《か》蠣《き》殻《がら》石灰（細かく砕かれている）一袋２０kg入り全部。横田さんがぜひ入れてほしいと、強調していたあれだ。

⑤菜種粕《かす》（粉状）２０kg入り一袋全部。

⑥麦カス（麦皮、少しピンク色がかった粉状）２０kg入り一袋全部。

　以上のように、わが家では一般家庭としては多いボカシ量となるが、小量作りたいときは、②〜⑥の材料の割合は全部同じだから、それぞれ小袋を購入し、米糠だけは多めに加えて作れば良いと思う。

　横田さんから伝授された、この方法は、面倒な計算も不要で分かり易くていい。

　但し、自家製の場合、できあがるまでの温度調節や切り返しのための見守り等をこまめに行わなければならないので、多忙で面倒を見切れないと言う向きは、市販のものもあるので、それを買って済ませる方が楽ではある。

　自家製のメリットは、いっぺんに大量に作って保存しておけば、いつでも必要なだけ使えることと、経費が掛からないという利点がある。でも、広い農地で無農薬・無化学肥料を実施する場合は、生半可な量では足りないので、むろん自家製がよいのは言うまでもない。その場合は、第７章で紹介した横田幸介さんのやり方が参考になると思う。

《ボカシ作りの手順》

①むらなく混ぜ終わった材料を山型にし、その真ん中に窪みをつけ、そこに前に作っておいた乾燥ボカシ２０kgを入れ、よく混ぜる。……と言いたいところだが、夫はこの日、軽い腰痛があったので、窪みをつけたてっぺんのところだけを混ぜ合わせただけにとどめた。それでもＯＫなのだそうだ。（口絵④参照）

　乾燥ボカシが無いときは、微生物の入った種菌をほんの５ｇくらい入れれば、それが増殖してゆくのだという。

②その上から横田さんから実験用に頂いたビニール容器入りの「ナノバブル水」(*)（１０ℓ入り）というのを３個、合計３０ℓを撒き、混ぜた。

（＊）ナノバブル水とは、Hさんという方と、某大学の教授が共同で開発した水分子（クラスター）の小さな水のことだが、通常の水道水、または井戸水でもＯＫだそうだ。水の代わりに、

EM（菌の入った）の活性水を入れる人もいるとのこと。

肝心なのは、ボカシ材料に水を加えて混ぜ合わせ、手で握ったとき、固まりそうで、ホロリと崩れるくらいが良い状態なのだそうだ。「ほら、こんなふうにね」と夫がやって見せたので、私も握ってみたところ、ホロリと崩れたのでニンマリした。

③最後に混ぜ合わせたものを真ん中に寄せ、その上を使い古したジュータン、毛布などで隙間なく覆う。さらにその上に数枚、板などをあちこちに乗せて密封の形にすれば終了。作業時間は約一時間だった。

有機農業は循環型

こういう雨風の日は、家から30キロメートルくらい離れた滝沢の自衛隊で演習が行われることが多く、今日もドーンドーンという演習音が聞こえる。いつもより音が頻繁に聞こえるのは、緊張状態が続いている北朝鮮の近海に米軍の航空母艦2隻が向かっているからか。

どうか、開戦などと言うことにならずに、関係諸国の話し合いで緊張をほぐしてほしいと思う。戦争はどこにとっても絶対に避けるべきだから。まして、核を使うなどはもってのほかだ。

夫が作業中、私は米糠の塊《かたまり》を砕いて小さくもみほぐすことしかやっていなかったが、どんな形であれ、命の破壊ではなく、命を守ってくれる農業の、ほんの片端にでも携わっているという気持ちで、ほぐす手に力が入った。

途中でお日様が出てきた。ハウス内の温度は22度にもなっている。

作ったばかりのボカシは特別変な臭いはせず、上に撒いた乾燥ボカシの甘酸っぱい匂いがかすかにした程度である。「醗酵してくると香ばしく、もっと甘酸っぱい匂いがしてくるよ」と夫は楽しそうだ。

さて、前記のボカシ作りの材料代はどのくらい掛ったのかというと、米糠と「ナノバブル水」を除いた②〜⑤の費用は合わせて6800円である。意外と安いではないか。なぜそんなに安いのかというと、脱脂大豆も、牡蠣殻石灰も、菜種粕も、麦カスも、本来ならば廃棄されてしまう、つまり、「余り物」なのである。それを有効活用（リサイクル）しているからだと思う。経済的でもあるし、地球のためにもそれが良いのだ。

今回70kg使った米糠は、他の材料がそれぞれ20kgずつだったから、それに合わせ、最低20kgあれば良いとのこと。米糠まで買うと、合計7000円ちょっとは掛かるかもしれない。米糠の量は、それ以上あればもっと良いそうだけれど、うまく醗酵すれば良いので、余り厳密に考えなくてもOKなのだという。

約190kgのボカシ作りを終え、スコップや不要になった材料の袋などを手早く片付けながら夫曰く、「菌は24度〜25度で動く（醗酵し始める）から、明日からは毎日、ボカシの切り返しをして菌が全体に行き渡るように、醗酵ムラができないように、温度調整をまめにしないとな。あ、いや、それは俺がやるから任せてくれ」

ホッとしてうなずいた私は素朴な質問をした。

美「このボカシができあがったら、どういうふうに使うの？それと、この量だと何回くらい使えるの？」

喜「今回の、合計およそ190kgのボカシ（夫が後で糠《ぬか》を5～6kg足したので、全部で200kgを超えた）は、乾燥させると目減りするが、ほぼ一町歩（約99・17a）の畑に使える量だ。只、家《うち》じゃ、次男がやっているブルーベリー畑にも使うので、ほとんどはそっちに使う予定なんだ。

家庭菜園用には1kgもあれば十分だし、来年のボカシ作り用の種用ボカシには、同じく10kgくらい保存しておけば良いのさ。ま、畑の無い一般家庭では、ボカシを作るのが面倒ならば、プランター用に市販ボカシや堆肥を買ってやればよいけれどね」

美「なーんだ。家庭菜園用にはほんの少しあればいいんだ」

喜「どうせ作るのは俺だからね。作る手間を考えれば、こうやっていっぺんに沢山作っておいた方が楽なんだよ」

美「これくらいの量だと、毎年作らなくてもいいってこと？」

喜「いつもだと一年おきでいいけれど、必要ができたら毎年作らなくてはならないだろうな」

美「なーるほど」

ボカシの温度管理に精出す

4月20日（木）ボカシ作り2日目。

外は昨日と変わらない雨降りの天気。

さて、ボカシ作りは材料を混ぜ合わせて完了、と言うわけではなく、その後の温度管理が重要なのだそうだ。

午前9時、夫はT字ペン型の、長さ24～25cmの「防滴デジタル温度計」をボカシの小山に突っ込んで温度を測った。すると、18度あったという。この温度計はT字部分の上に温度が表示されるので、突っ込んだままスイッチオンにすると温度が分かる便利グッズである。

「午後5時の計測では26度になっていた」

夫は嬉しそうだ。

4月21日（金）ボカシ作り3日目。

3日目は晴れた。

朝8時にハウスへ直行した夫が「ボカシがなんと42度に上がっている」10時には45・3度になり、「少し匂っている」といちいち報告してくれる。

〝臭い〟ではなく、〝匂い〟と感じさせる言い方だ。それは、ボカシが順調に発酵し始めている、ということである。

「へえー、それは良かった」

相槌を打ちながら、こっちは温度管理は担当ではないと、のほほんとしていた姿勢を反省した。レポートのために、記録は私がしておかなければならない。急いでノートに書き込んだそのとき、外気温は19・5度だった。もう春だ。春たけなわとなっている。

午前11時にボカシはなんと52度にもなっていた。まめに温度計を覗きに往復している夫は、あたふたと家の中に駆け込んで来て、

「温度が急に上がり過ぎだ。切り返しをしなくちゃ」

と、スコップで初めての切り返しに汗をかいていた。

私もハウスに行ってみたところ、ちょっと焦げ臭いような、夫に言わせれば、香ばしい匂いが入り口まで漂って来た。


4月22日（土）ボカシ作り4日目。

昨日切り返しを全面的に行ったのでボカシは42度に下がっていた。それが午前6時のこと。

毎年この時期に、地域住民が共同で行う、道路脇や用水路などに投げ捨てられた空き缶や、ゴミの清掃に参加して帰宅した夫は、ついでに散歩もしてきたと言う。

その後、「ボカシ温が昨日より下がっていたので、砂糖（三温糖）をひと握りバラ撒き、じょうろで水、「約12ℓ」を回しかけてきた」と言う。

「レポートなんだから、具体的な表現が大事なのよ」

などと私がのたまっているものだから、訊かれる前に12ℓ、と報告してくれたわけだ。

有難い。この線で行けば、ボカシ作り成功間違いなしの見込みが立つ。と妻は勝手に思い込み、レポートも順調に書き進めそうだと、楽観しているというわけだ。


夫がなぜ砂糖をバラ撒いたのかというと、いつもボカシ作りの時にはそんなことを行うのだそうだが、午前6時のそのとき、外気温は10度だった。するとボカシにとっては適温ではないため、せっかく活発化していた菌の働きが鈍ってしまう。それではいけないから、撒いたのだとのこと。

砂糖（または糖蜜）は、微生物・菌のエサになり、菌が活性化するからバラ撒くのだそうだ。つまり、菌が砂糖で励まされ、醗酵活動を盛んにしてくれるようになるからだとのこと。

ふーん。人間も疲れたときには甘い物がちょっと欲しくなる。あれと同じというわけか、と妻は納得する。


午後2時10分。

砂糖バラ撒きと水分補給が効を奏してか、ボカシ温は49・6度に回復していた。その後、夫はまた切り返しを行ったが、温度はそのままで、下がらなかったという。

しばらくして私が現場へ行ってみると、
喜「切り返しって、毎日するもんなんだ。そうしないと良いボカシはできないんだよ。これだけの量だと、全部切り返すのに30分は掛かるから結構大変なんだよ」

腕をさすっている夫にうなずいた私は、ボカシの中に手を突っ込んでみた。すると、反射的に手を引っ込めたほど、中は熱かった。温度計の数値は少し前より上がり、54度を指しているから当然だ。香ばしく、甘酸っぱい匂いが盛んにし、ボカシの下方には菌が白く広がっている。

喜「カバーを開けたとき、真ん中から湯気が立ち上ったよ」
美「ということは、つまり、順調に行っているってこと？」
喜「そうさ。俺の手入れがいいからね」
美「まあ、毎日大変だけど、頑張ってください」

４月２４日（月）ボカシ作り5日目。

朝7時だと言うのに、晴れたからか、ボカシ温は61度にもなっていた。夫は直ちにハウスの戸を開け、両側窓も大きく開けて涼しい空気を入れ、温度調整をしている。結果、8時30分にはボカシ温は61度を保っていた。

そんなふうに、

「手間暇を掛けてこそ、良いボカシができるのだから」、

と強調する夫は、例年になく張り切っている感じがする。それも実は、自分が普段やっていることをレポートに書いてくれるという妻に、いいところを見せたいからかしらん？

４月２５日（火）ボカシ作り7日目。

晴れのち曇り。午前10時30分、ボカシは64度もある。温度が上がり過ぎだという。60度以上が続くと、菌の働きが鈍り、良いボカシができないとのことなので、40度～50度前後に保つため、ハウスの戸は全開され、側窓をかなり広く開けた。

その日私たちは用事のため、そのままそろって盛岡へ出掛けねばならず、後の温度管理を、ブルーベリーの挿し木をハウス内で作っている次男に任せて行った。

午後4時30分、用事を済ませ、道中、満開の桜を愛でながら帰宅したのであるが、車を降りるや、ハウスへ直行したのは夫ではなく、なんと、妻であった。ボカシの温度がどうなっているか気に掛かっていたのだ。毎年、全部夫任せで、ついぞそんな行動をしたことがなかった妻が、である。

すると、ボカシに掛けてあった板や古ジュータン等のシート類は全部取り払われ、中身がむき出しになっている。温度計は58・5を指していた。ハウスの戸も窓も広く開いているし、やれやれであった。息子がしっかり管理をしていてくれたのである。

４月２６日（水）雨。ボカシ作り8日目。

八幡平市は梅がちらほらと咲き始めたが、桜のツボミはまだ固い。朝6時30分、ボカシはそれでもすでに62度になっている。花巻の健考館へ勤務する日に当たっている夫は、

「今日は一日中、こんな天気だろうから、ハウスは閉めたままでいいよ」

と言い残して出掛けた。

夜半に珍しく凄まじい雷が鳴り続けていたために、よく眠れなかった私は、寝ぼけ眼《まなこ》で夫を送り出すや、また布団へ直行して睡眠時間を補った。ために、ボカシの運命がどうなったか、われ関せず、の日だったのだが、有難いことにボカシくん、せっせと醗酵し続けてくれていた。

夕方6時、外はまだ明るい。ボカシの温度は64・5度もある。ハウス内の温度は18度、外気温は15度弱。ハウスは朝から閉め切ったままだし、ボカシのシートや板も被せた

ままである。

これでボカシは大丈夫なのか？　温度の上がり過ぎで駄目になっていないだろうか？

夫が帰宅するまで気掛かりだったが、ハウス内に満ちている香ばしい匂いが変わらないので、そのまま彼の帰宅を待った。

8時近くに帰宅した夫は、別件も兼ねて横田さん宅に寄り、ボカシの状態を報告してきたから大丈夫だと言う。

横田さんのアドバイスによると、

「夜分は気温が下がるから、そのままでもＯＫだ。翌日も60度以上だったら、ボカシの山状態を崩して平らにならせば温度が下がる」ということである。

夫もボカシ作りは通算15年以上の経験があるし、いざというときは大ベテランの横田さんに指導を仰げば明快な答えがすぐ返ってくるから心強い。経験のある先達の言うとおりにこちらが素直に動くのが大事なんだと痛感した。

記録は分かり易く、役立てばＯＫ

本来、レポートというものは、科学的な方法で観察された記録でないと価値が薄いのではないかと危惧している私なのだったが、今回、それは思い込みだと感じられてきた。

私の言っている科学的と言うのは、一日の内、午前6時なら毎日6時、というように、きっちり決めたスケジュールに沿って観察・記録をすべきもの、という考え方だ。

だが、ボカシ作りに関する限り、そのように固く考える必要は無いようだ、と分かったのである。

つまり、プロの科学者ではない一般人の私たちは、時間を決めて温度を見、醗酵状況を観察・記録せねばならない、などと堅く考えなくても良いようだということだ。

そんな枠をはめられたら、身動きができなくなり、日常生活に支障をきたしてしまうだろう。それではだれでもできるボカシ作りにはならないと思ったのである。

従って、我々一般人は、要点さえ押さえれば、あとは、かなり大雑把、ファジーなやり方でボカシを作って十分大丈夫だと思う。それが我が家のやり方で証明されつつあるし、初心者の私にも分かったのだから、これは普及し易い作り方だと心強く感じた。


（ボカシ温度の推移は口絵⑥を参照）


4月27日（木）晴れのち曇り。西寄りの風やや強し。

ボカシ作り9日目
午前5時30分、ボカシ温度は62度に下がっていた。

このまま推移し、温度が下がって再び上がらなくなり、ボカシがかさぶた状態になったら、出来上がったとみて良い、と夫は言う。

午後2時10分、ボカシ温度は51度。まずまずだ。

4月28日（金）晴れ。ボカシ作り10日目。

午前8時5分、ボカシ温は55・8度。ハウス内の温度は18・5度、外気温は14・2度。ボカシは乾いている所と、まだ乾きが十分でない所とが混在している。塊をほぐすとなんとなく湿っぽい所が多い。

「洗濯物の生乾き状態っていうのかな」

私の報告を受けて夫は、

「ぴったりした表現だね。でも、かなり安定してきている」

珍しく感心している。

安定してきているとは、だんだんと全体の温度が低くなり、外気温くらいになったときが、ボカシ完成のしるしだという意味である。

４月２９日（土）曇り。ボカシ作り11日目。
午前９時３０分、ボカシは６２・５度あった。水分が残っているので、その分、菌がまだまだ活発に働いているのだという。少々焦り気味の私は訊いてみた。

美「ボカシって、どのくらいでできるものなの？」
喜「通常は一ヶ月くらい掛かるかな。今回は順調だから、もうちょっと早くできるかもしれない」
美「そうなの」
喜「自然はね、焦っちゃだめなんだよ。ゆっくり熟成させる。そうしないと、いいボカシはできないのさ」

こっちの心を見抜いた返事である。

あと半月はじっくり待たねばならないと、妻は不承不承、うなずいたのであった。


（ボカシ作りは第11章へ続く）

第10章　自然農法実践の巨人たち

第10章　自然農法実践の巨人たち

わが道を突き進んだ四人

ここから先しばらくは、無農薬農業のありかたや、無農薬農業の方法論について、語って行こうと思う。

そのような農業を行っている人は日本中に無数におられると思うが、どこにいるか分からないので、まずはインターネット（今後はネットと省略することが多い）の百科事典・ウイキペディアで検索してみた。

すると、無農薬・無化学肥料で、一般で言う、「自然農法」というか、「自然に順応した農業」を行っている提唱者また実践者として、次の四人の名前が上がっていた。

福岡正信《まさのぶ》さん・川口由一《よしかず》さん・岡田茂吉《もきち》さん・木村秋則《あきのり》さん（以上敬称略）の四人である。

パソコンを操作できる多くの人がネットを利用して沢山の情報を得ている今日、そこに名前が出ているこれらの方々は、多分、その道では代表的な方々だからなのであろう。

――と類推して、まずは四人についてそれぞれの著書、その他から情報を得てみた。

すると、

これらの方々は、人間にとって安心安全な農業とは何かを問うているばかりでなく、農業を通して自然と人間が共生するあり方や、農業が人間を完成させる生業《なりわい》であることを強調しているように感じられた。

それと、世間のいわゆる〝常識〟と言われているものに疑問を感じ、世間の批判にも動じることなく、真っ向から理想の農業のあり方を本音で語っているという点でも共通していると感じた。ゆえに、そんな四人に焦点を当ててみたい。

何もしない農業の提案者・福岡正信さん

初めにご紹介するのは、ご存じの人もおられると思うが、第三者から見たら、意表を衝くやり方や提案で、接する人にショックを与えるけれど、結果を出しているということで国内外に熱烈なファンの多い、福岡正信さんという人である。

四人のうち、真っ先に名前が挙がっていたのが福岡正信さんである。福岡さんの著書、『自然農法・わら一本の革命』（柏樹社）や、『自然に還る』（春秋社）は、ずっと以前に読んではいたが、今回改めて読み返してみると、やはりインパクトが大きかった。

ほとんど何もしなくてもいい農業？　することを増やさない農業？　耕さないから大掛かりな機械不要の農業？　無農薬で除草も不要？　それは耳寄りな……。

そんな具合に、かなり気になる言葉が並んでいるからだ。

読んでいても、忘れていた部分もあったので、今回はかなり本気で目を通したつもりである。

とは言うものの、福岡さんの話は、農作業に関することは具体的に説明されていて分かり易いけれど、その作業がなぜなされているのかという背景には、福岡さんの自然観というか、かなり難しい、私にとっては苦手な哲学的（？）な内容も多く含まれているので、必ずしもスラーッとは読めなかったことを始めに告白しておく。

ネットには福岡さんの活動が動画で簡略に紹介されている。それらも含め、私が感じた福岡正信感を報告しよう。

愛媛県伊予市出身の福岡正信さんは1913年（大正2年）生まれ、2008年（平成20年）95歳で亡くなられている。

氏が実践、提唱した「無耕起・無農薬・無除草」のやり方は、化学農法（農薬や化学合成肥料使用の、一般に行われている慣行農法）以上の収穫を可能にするということで、20ヶ国語に翻訳され、多くの人に影響を与え、現在、世界中に熱心な信奉者がいるという。

福岡さんは農業とは直接関係の無い横浜税関の植物検査課に勤務していた若い頃、急性肺炎で死に直面した。そのとき、「この世には何もない」と悟り、紆余曲折を経て郷里へ戻り、農業を始めたという経歴を持つ。

「この世には何もない」とは、どういうことを言っているのか、色即是空、とか、なんとかいうことか、ちょっと測りかねる言葉ではある。

それはさておき、福岡さんにとって、それは、即ち、農業において、「何をすれば良いのか」、ではなく、「何をしなくても良いのか」という発想になったということである。

それで、慣行農法を精査し、無駄と思えるやりかたを次々に止めていったら、最後に非常に簡単なやりかたで農業ができることが分かったというのである。

まず、なぜ不耕起かというと、耕すと、自然にできた表土の組成（それは長い間、動植物が生命の連鎖を繰り返し、積み重なってできている理想の土だから）を壊すことになってしまう。だから、わざわざ耕すような無駄は省く。その方が作物のためにも良いのだ、ということである。

福岡さんのやり方をすれば、稲作と麦作を不耕起の同じ田んぼでできる。そうすると、草も育つ余地が無いから無除草で済む。虫もつかないから、農薬も要らないという。それで自然農法を成功させた福岡さんは、「土から得たものはみんな土へ返し、それ以外のものを持ち込まない」と、収穫後の稲わら（麦わらも）をそのまま田んぼへ振って返し、それらが腐食して自然の堆肥になるのを生かしている。それによって土は自然の豊饒さを取り戻して人間に報いてくれるのであると強調している。だから、「わら一本の革命」なのだと言っているのである。

福岡さんはまた、種々の種を練り込んだ粘土玉を開発した。それを荒地に沢山ばら撒くと、鳥や動物にも食べられずに、その地域に適した植物が芽を出して成長する。そうして行った、砂漠の緑地化や荒れ地が耕作地に変わる等の成功実践が海外からも高く評価され、多くの賞を受賞されている。

福岡さんの農業論とその実践の数々、業績等については前著『自然農法・わら一本の革命』（柏樹社）を読まれ、ネットで調べれば概略が分かるので、ここでは、『自然に還る』（春秋社）の中の第四章（P・291）の中から私が特に注目した提案を引用するだけにとどめる。

「私は実は、国民皆農っていうのが理想だと思っている。全国民を百姓にする。（中略）私は法律を改正して、日本人がこんなに東京なら東京ばかりに集まらずに、日本には（畑にできる）土地が六百万ヘクタールあるんだから、日本人一億三千万人（平成28年十一月現在は一億二千六百万人）に一人十アール・一反ずつの面積はあるんだから、みんなが分けて作って機械を使わずに、その中に家も建て、もちろん、野菜から、果物、五穀を作って、周囲の防風林代わりにモリシマアカシア(*)の種を毎年一粒ずつ蒔くか、苗を一本植えておけば、十年後は石油が一滴も無くても、年間の家庭用燃料は十分間に合う。（中略）みんなが自動車で走り回るような文化生活を否定し、山荘生活を楽しむと言う気になれば、絶対の必需品は、すべて足元に出来ていて、何の不自由もなく高度の精神生活を楽しむことができるのです」（　）内は加藤補足。

（*）福岡さんの提案しているモリシマアカシアとは、暖かい地方に育つアカシアの一種だから、東北等の寒い所のエネルギー対策（暖房対策）としては別の木でもよいだろう。

福岡さんの考えは実に刺激的で、目が覚める思いがしないだろうか。

実にドエライ話である。

国民全部がそれぞれ必要な食料を自分で作れば自給は確保できそうな気がするし、本当は、できる、できない、の話ではなく、無心に実行すればなんとかなりそうな、全国民にとって、切実なことかもしれないと感じてしまった。

実に食べ物は、

「いざというときは武器になり得る(*)」ものだからである。

（*）これは先述したが、国家的見地から農業文明論を語っている小島慶三さんという方が言っていたので初めて知った言葉である。エネルギーもいざとなれば武器になるとは、だれもが感じていることだが、食料の方がもっと切実な感じがする。いずれにしても、心にグサッと刺さる言葉ではないだろうか。

食料が武器になり得るというのは、何も戦国時代だけのことではない。食料もエネルギーも、他国に依存している部分が多いわが国は、もっとこの問題を重く考えねばならないのではなかろうか。

そこで福岡案に戻って検討してみる。

仮に福岡案を受け入れて、法改正が行われ、国民誰でも10アールぐらいの土地が持てるとしたら、国民の幸せ度は随分増すかもしれない。人口は分散し、食料自給率はアップし、今より健全な国になるような気もする。といっても、実現には土地の配分方法等に難問題が出て来るのは、必至であろう。

それだけではなく、たとえ農村に住んでいても、人には個性があり、生活には種々の必要というものがあるから、それをどう考えるかも問題である。

大工さんは家を建て、商人は物を売り、先生は先生をやっていることに生き甲斐を感じるだろうから、自給補足のために傍ら農業をやる、という程度なら好ましいし、できるかもしれないと思う。

また、福岡さんのやり方が、米作一毛作の寒い地方にどのように応用できるかについては未知数のままである。

とは言うものの、色々考えると福岡案は示唆に富んでいて、捨てがたい魅力を感じてしまうのだ。そんなふうに思うのは私一人だけだろうか？

国民全部がそれぞれ必要な食料、あるいはエネルギーまでも、自分で作れば、自給は確保できる、そんな夢を抱かせてしまう福岡案なのではある。

そんな福岡さんに触発され、番外であるが、私は次のような人がいたことを思い出した。

昔、学生時代に、教科書か何かで安藤昌益（1703〜1762）という人がいたのを知り、気に掛かっていた。ウイキペディアに上がっていた自然農法実践家の四人の中に入ってはいないし、いささか時代が遡るけれど、ぜひ知っていただきたい人なのでここで紹介しておきたい。

慧眼《けいがん》と勇気の士・安藤昌益《しょうえき》（番外）

安藤昌益は、江戸時代中期の医師・思想家であり、秋田藩（今の秋田県大館市）の出身。彼は〝自然《じねん》真営道〟を唱え、「働かざるものは食うべからず」と言っている。

彼はまた、「殿様も武士も商人も泥棒である」と言っていた。「自ら土地を耕して自分の食を自分で得ようとする人以外は、皆、その得ている人の分を搾取するのであるから泥棒である」、と言ってのけているのである。

これもまたドエライ発言である。

時は、封建制度が確立していた頃である。そんなときに、よく言ったものだと思う。凄い胆力を供えた人だと私は感動を覚えてしかたがない。要は、食べ物を生産する業こそ、世の中で最も必須の業、それなくしてだれも生きて行かれないのだから、尊さの順番から言ったら、「士農工商」ではなく、「農」がてっぺんに来て、後は並列、ということを昌益は言いたかったのではなかろうか。

自分の食べる物を自分自身で作れたら、生きていく上で、これほど心強いことはあるまい。

昌益が最も言いたかったことは、「殿様でも武士でも商人でも、農民が額に汗して苦役した賜である農産物を食べて命をつないでいるのだから、そのことをよくよく腹に落として、ユメ、治世を誤らないよう、それぞれの立場の分を尽くして精一杯働いてくだされよ」、ということではなかったかと思う。

そうでなければ、キツイ労作をやらされ、尚かつ重税を課税されている農民は浮かばれまい、と彼は感じたのだ。

殿様は殿様の、武士は武士の、商人は商人のそれぞれの分を弁《わきま》えず、各々の使命を全うせず、〝只、食らうだけなら〟、皆、泥棒に等しい、と糾弾せざるを得ないと。

昌益の気持ちを勝手に想像してしまったが、彼がもしそんなふうに思っていたのだったら、私には大いに共感できる。

昌益の気持ちは、現代日本の農業者の声ばかりでなく、真面目に働いている国民全部の声を代弁しているのではないかと言っても通用すると思うからだ。安藤昌益の考えには、たくさんの示唆が含まれていると思うので、紹介させていただいた次第である。

命を自然と共に楽しむ川口由一《よしかず》さん

さて、ウイキペディアに挙げられている自然農法実践家二人目の人は、奈良県桜井市に住む川口由一さんである。

川口さんは１９３４年（昭和１４年）生まれ。平成２９年（２０１７年）現在、７８歳で現役の自然農（川口さんは自分の農業を「自然農」と呼んでいる）実践家である。

父親を早く亡くした川口さんは、母親を助けて家業の農業を手伝うが、農薬や化学合成肥料の慣行農法を長年継続したことによって体を壊してしまう。どうにかして丈夫な体を取り戻したいと悩んでいたその頃、有吉佐和子さんの『複合汚染』上下巻（新潮社）や、福岡正信さんの『自然農法・わら一本の革命』（柏樹社）等を読んで自然農を志すようになった。

始めてから十年は成功せず、先祖が蓄えた土地を売って食いつないできたが、自然に学び、試行錯誤の末、「自然界には絶対の定めがあること」、「自然界は百パーセント自分をいかしてくれるが、自分も百パーセント生きなければならない」つまり、「他力と自力の調和のとれた人生を歩まねばならない」と悟ったという。

川口さんの生き方や考え方、そして「自然農」実践のアウトラインを知るため、私は彼の著書『妙なる畑に立ちて』（新泉社）、と、『自然農―川口由一の世界　耕さず、肥料、農薬を用いず、草や虫を敵とせず…』川口由一・鳥山敏子共著（晩成書房）にも目を通した。

ちなみに、共著者の鳥山敏子さんは、宮澤賢治の研究者でもあり、「小学校教師を経て親と教師との関係づくりを模索し、退職後は『賢治の学校』での活動を通し、親子・家族等についてワークショップなどを重ねている」人である。（「」内は同著の略歴より抜粋）

その他、ネットのユーチューブ（動画）「川口由一二〇〇四・自然に沿って生きる」（約六〇分・聞き手は西橋正泰さん）も観たので、川口さんについての概略を掴めたと思う。この動画は私が７１７６０回目の視聴者だとカウントされていたから、人気のほどが窺える。

川口さんの農業は、福岡さんに大きな影響を受けているけれど、そっくりそのままというわけではない。福岡さんは不耕起の田んぼに稲や麦を直播《じかまき》したけれど、川口さんは、稲の苗が幼い時は草に負けるので、籾《もみ》を田んぼ全部にばら撒きせずに、一か所で育て、ある程度育ったら一本ずつ筋状に本植えし、根元の除草をして成長の手助けをしてやる等、の最低限の工夫はしているという。その後は稲が強くなり、自力で成長してゆくから大丈夫。周囲の雑草にも負けず、しっかりと普通の量の収穫はあるそうだ。

そんなふうに、あくまでも自然の動植物との共生の中に食の恵みを頂いているのである。動画に映っている川口さんの田んぼや畑には草の中にバッタやカマキリ、テントウ虫などが生き生きと動き回っていた。

今でこそ成功し、多くの人が学びに訪れている川口さんのやり方だが、自然農を始めてから長い間、母親が草ボウボウの田んぼを世間に見られるのをとても恥ずかしがって外出しない程だったそうである。その母親も遂に息子のやっている農業を分かってくれる時が来たという苦労話も、動画の中で語られている。彼はまた、

「喜びの内に生きないといけない」
「自然に沿って生きれば生かされる」
「命の道に沿ったら安心を得られる」
「命の理《ことわり》を外れないことが大切」

と語っている。

川口さんは、自然農に切り替えたのと同時期に、自分や家族の体を自分で治せるようにと、漢方薬の研究も始めている。

独学のため、最初は盲滅法だったそうだが、その内、病気の奥にある理《ことわり》（道理）と、農業の奥にある理とが同じ、その根底にあるものが同じなのだと気づいたそうである。

ただ、漢方で具体的に治療するのは難しい専門的なことで、薬の使い方によっては文字通り、薬にもなるけれど、毒にもなるというものだから、十分気を付けるべきだとも言っている。畑がそれぞれ違うように、個人の症状も人によって異なるから、対応は一律にはいかないのであると。

ネットで検索した「川口由一さんの自然農」という項目には、川口さんの考え方が三つに要約されていて分かり易いので、左に転載させていただく。

《川口由一さんの自然農の三大法則》

法則その①　耕さない（土が肥えてフカフカになる）
法則その②　肥料・農薬を用いない（お金がかからず健康的、生態系が保たれる）
法則その③　草や虫を敵としない（作業が楽で命豊かな畑になる）

現在、川口さんは三重県と奈良県の県境（桜井市の北東）の、名張《なばり》市と宇陀市にまたがる山峡の棚田で、「赤目自然農業塾」を主宰している。そこには2017年（平成29年2月現在）、300人の塾生が訪れて自然農の実践を学び、日本全国では40ヶ所で同塾の学びが開催されているという。

自然農法を〝農業の芸術〟と呼んだ岡田茂吉さん

さて、ウイキペディアに載っている自然農法実践家の三人

目は宗教家（世界救世教の開祖）であり、文明評論家・書家・画家・歌人・花道流祖・造園家・建築家・美術品収集家という、とてつもなく幅広いキャリアを持ち、自然農法の実績も持つ、明治１５年生まれの岡田茂吉さん（１８８２～１９５５）である。

宗教家である岡田さんのことを、岡田教祖様と言うような敬称を付けずに呼ぶことに信者の方は抵抗を感じられるかもしれないが、ここでは自然農法実践家の一人として紹介しているので、岡田さん、と呼ばせていただいている。

岡田さんは、東京の浅草出身の江戸っ子。７２歳で亡くなっている。青年期には商売で成功するも、病弱だったため、多くの病気に罹り、二度も不治の宣告をされたという。

その経験の中で、薬物の副作用に悩まされたため、医薬や医者に頼らない、自然治癒力を重視するようになった。

そのため、食べ物の持つ力を重視し、有機肥料や化学肥料を使用せず、土を尊び、土を清浄にして栽培することで土壌本来の力を発揮させるやりかたを工夫した。岡田さんは、農薬や化学合成肥料は土を穢れさすので、一切使用しないのだと言っている。

では、具体的な岡田さんの土作りはどんなふうだろうか。

岡田茂吉さんの著書に、『革命的増産の自然農法解説』（宗教法人世界救世教発行）という、茶色く変色した小冊子がある。

表紙には「金肥人肥を使わず五ケ年にして五割増産確実」、「実績報告五十三例掲載」とある。

同書は昭和２８年（１９５３年）５月の発行であるから、古さの程度が想像できよう。そんな貴重本の１ページ目に、次のようなことが書かれているので原文のまま引用させていただく。

《 自然農法の原理 》

「抑々《そもそも》自然農法の原理とは、土の威力を発揮させる事である。それは今日迄の人間は、土の本質を知らなかった、否《いな》知らせられなかったのである。

その観念が肥料を使用する事となり、何時《いつ》しか肥料に頼らなければならない様になってしまった。全く一種の迷信化したのである。何よりも私が最初の頃如何《いか》程《ほど》無肥料栽培を説いても、全然耳を傾ける者がなく、一笑に附されたものである。

（中略）

そうして、人肥金肥は一切用いず、堆肥のみの栽培であるから、その名の如く自然農耕法というのである。勿論《もちろん》堆肥の原料である枯葉も枯草も、自然にできるものであるからであって、これに引き換え、人肥金肥は固《もと》より、馬糞も鶏糞も、魚粕《うおかす》も木灰等々天から降ったものでも、地から湧いたものでもなく、人間が選んだものである以上、反自然であることは言うまでもない。

抑々《そもそも》、森羅万象《しんらばんしょう》、如何《いか》なるものと雖《いえど》も、大自然の恩恵に浴さぬものはない。即ち火水土の三元素によって生成化育するのである。三元素とは、科学的に言えば、火の酸素、水の水素、土の窒素であって、如何《いか》なる農作物と雖《いえど》も、この三元素に外《はず》れるものはない。

神はこの様にして、人間の生命の糧《かて》である五穀野菜を過不足なく生産されるよう造ったのであるから、この道理を考えてみればよく分かる。神は人間を生まれさせておき乍《なが》ら、その生命を繋ぐだけの食糧を与えない筈《はず》はない。

もしその国が有する人口だけの食糧が穫れないとしたら、それは神が造った処の自然の法則にどこか叶《かな》わない処があるからである。としたら、これに気附かない限り、食料問題の解決など思いもよらないのである。（後略）」

岡田さんは明治15年生まれの人であるから、右の文章が現代人には少々難しいと感じられるのは止むを得ないと思う。

また、宗教家であるゆえ、〝神〟という言葉が所々に出ているのに抵抗を感じる人はいるかもしれないが、それにしても、この文は、現在（2017年）から65年も前に書かれているのだから、岡田さんには先見の明があったと言えるのではないだろうか。

岡田さんの土作りは、基本的には草葉を堆肥にしている。

理由は、

「草葉の堆肥は繊維が柔らかいため、植物の根が伸びるのに邪魔にならないから」だと言う。前述の書からまた引用するが、「そういう堆肥の効果は土を固めない為《ため》と、土を温める為と、今一つは作物の根際に土乾きがする場合、堆肥を相当敷いておくと、湿り気が保つから乾きを防ぎ得るという、以上三つが堆肥の効果である」

（以上、『革命的増産の自然農法解説』から）

岡田さんはその方法で本当に美味しく、健康に良い作物ができた、と言っている。その証拠として、前述の書には、自然農法と有肥農法産の作物の出来具合や、根伸びの相違が一目で分かる写真が載っており、実践者の報告も満載されているのだから、当時、革命的な農法として熱狂的な支持を得られていたのは確かなようである。

しかし、2017年の現在、実践者の中にはうまくいっていないケースもあると聞いたことがある。うまくいかない、とはどういうことだろうか？

岡田さんの言っているような土作りができていないからだろうか？　できた作物の味は良いというが、見てくれが均一ではないため、市場性が薄くて採算が合わないのか、増収が難しいのか、どういう意味か、実際にそのままを実行している人に会って確かめなければ分からないけれど、岡田さんが「自然農法」の先駆者の一人であるのは間違いないようだ。

岡田さんはキャリアに見るように、芸術に非常に関心が高く、「良い芸術に接すると、接した人の品性も高められる」と言い、芸術品と同じように、正常な土からできた作物が人の血液を清浄化させ、健康を増進させる、という思想の元、自然農法を〝農業の芸術〟として提唱している。

農業が〝芸術〟とは、すごいことを言っていると思う。

また岡田さんは、これから農業革命が起こるとも言っている。それはどういうことか、岡田さんの著書『神示の健康』（メシアニカゼネラル←現在はエムオーエー商事に改名）の中に、「自然農法」について書かれている序文（Ｐ・１８３〜２２０）があるので、それも原文のまま引用する。

「私によって提唱された無肥料栽培の理論ほど、読む者をして其《そ》の余りの異説に唖然とし、到底信じられないというのが一般の観方である。事《こと》ほど左様《さよう》に、農作物ばかりではない、人間自体が肥料中毒に罹《かか》ってしまっているのである。

然《しか》し、私の唱える説であるが為《ため》、相当の信用を払う人も多くあるにはあるが、それでも最初は恐る恐る実行してみるというのが例外なく報告書に現われている。処《ところ》が収穫直前になると俄然《がぜん》として様相《ようそう》が変わり、予想外の好成績を挙げるのである。

百の理論よりも一の事実に如《し》かずという事は、今更改めて言う要はないが、私は想《おも》う、此《こ》の大発見の結果として日本農業は一大革命を惹起《じゃっき》するのであるばかりか、何《いず》れは世界的農業革命にまで及ぶかもしれない。とすれば斯様《かよう》な偉大な人類救済は空前の一大福音であると共に、地上天国樹立を目標とする本教として当然過ぎる事であろう」

この一文は昭和２４年（１９４９年）に書かれている。

昭和２４年と言えば、第二次世界大戦（太平洋戦争。終戦は昭和２０年８月）後、間もなくであり、食糧不足甚だしい頃である。その頃岡田さんがすでに自然農法を唱え、実践し、結果を出していたというのだから、すごいと感じたのである。

現在、岡田さんの唱えている自然農法は、教団各会派のやり方に相違があり、自然の木の葉や草のみを堆肥にして土作りをしている会派と、琉球大学の元教授・比嘉照夫氏の開発したＥＭ菌を使用して土作りをしている会派に別れて、それぞれ活動しているという。比嘉氏のＥＭ菌による実践者は、かなり成果を上げており、環境浄化にも役立っていると聞いているけれど、各会派で方法論に違いがあるのはなぜなのかは分からない。

そんな疑問は出るけれど、岡田さんの自然農法は、やり方の違いは別として、次第に信者ではない一般人にも受け入れられてゆき、現在、世界各地に普及しているということである。

この原稿を書いている最中、岡田茂吉さんの自然農法を推進している会派の一つから、『私にもできる！自然農法入門』ＭＯＡ自然農法文化事業団編（農文協）という本が出版されたのを新聞紙上で見た。

早速取り寄せて読んでみると、表紙に人目を引く、「育てて楽しむ〝家庭菜園コツのコツ〟」という、キャッチがついている。

中には「自然農法の考え方」・「基礎作業」・「実践編」・「病虫害と野生鳥獣の被害対策」・生き物が共生する菜園に」・「楽しいタネ採りを始めよう」等、盛りだくさんの内容がカラー写真入りで詳しく解説されている。

８ページ目に、「自然農法の成功条件」として、

①　土の力を生かす
②　環境に応じた栽培方法の工夫

③ タネ採り（自家採種）と苗づくり

とあり、②には、土・作物・気候にそれぞれ合わせること
が大事で、「環境に合わせて栽培を工夫するには、何よりも観
察力を高めることが大切」とある。

書かれている工程のそれぞれを見れば、手間が掛かって大
変そうに見えるが、この本を頼りにしてやってみれば、まっ
たくの素人にも、安全安心の家庭菜園に取り掛かれそうだと
は感じられた。

リンゴを無農薬で作った木村秋則《あきのり》さん

さて、自然農法実践家の四人目は、世界で恐らく初めて無農薬・無施肥のリンゴ栽培に成功した青森県の木村秋則さんである。

木村さんは1949年（昭和24年）青森県岩木町（現弘前市）に生まれ、2017年（平成29年）現在、67歳で現役バリバリの農家であり、株式会社木村興業社の代表取締役でもある。

リンゴといえば、春から秋の収穫期にかけて本来緑色の葉っぱが、銀色に見えるほど、農薬（殺虫剤）をかけるのが当たり前、という果物である。多い時はなんと10回以上、最高は17回も頻繁に消毒しないとリンゴはうまくできないそうだ。頑張って減農薬にしても、やはり最低数回の殺虫剤散布はどうしても省けないという。

そんな難しいリンゴが、無農薬・無施肥で作り出せたら、作る人にとっても、食べる人にとっても、安全安心この上なく、こんな有難い話はないではないか。

なぜそんなリンゴを作ったのか、どうして作れたのか、木村さんのことを書いた石川拓治著『奇跡のりんご―「絶対不可能」を覆した農家・木村秋則の記録』石川拓治著・NHK「プロフェッショナル　仕事の流儀」制作班監修（玄冬舎）を読むと、その間の難儀が手に取るようによく分かる。

木村さんの奥さんは、農薬に非常に弱く、リンゴの木への農薬散布後は寝込むことも度々あり、辛そうなようすに家中大変困っていた。

何とかならないかと考えても、どうにもならないでいた。そんなあるとき、ひょんなことから福岡正信さんの書いた本『自然農法　緑の哲学の理論と実践』（時事通信社）に出会った木村さんは、それをむさぼり読んで、福岡さんがミカンの減農薬栽培に成功した例を知り、リンゴに応用できないかと考えた。

夢のような話であるが、もしリンゴが無農薬で作れるなら、家族の悩みも解決するだろう、リンゴ農家全部が喜ぶだろうと考え、急いで結果を出したいので、数年後、すべてのリンゴ畑を無農薬に切り替えてしまった。

しかし、意気込みとは裏腹に、何をしてもなかなかうまくいかなかった。リンゴは花も咲かせず、もちろん実らず、虫取りに追われながら何年も失敗を繰り返した。そのために生活は窮乏し、アルバイトをして稼がねばならなかった。

世間には笑われ、ついには余りにも成功に程遠い無農薬の

リンゴ作りに絶望して、これ以上家族に迷惑はかけられないと、山中で首を吊って死のうと決意するほどだった。年齢はまだ３０代の半ば過ぎだったという。

自死を実行しようとしたまさにそのときに、ふと目に止まった、実がたわわに実ったリンゴの木（よく見ると、それは実はどんぐりの木だったのだが）から衝撃を受けた。

「山の木は消毒もしていないし、肥料も人為的に与えているわけでもない。それなのに害虫にもやられず、年々すくすくと成長し続けている。これはどうしてだろう？」

と痛烈に感じ、木の下の土と根っこに注目した。

「山の土は落葉土でフカフカと柔らかい。その養分を吸って樹木は育っている。これに習えば良いのだ！」

天来のような衝撃を受けた木村さんは、自殺を思いとどまって、飛ぶように帰宅し、それ以来、土作りに没頭するようになった。

リンゴの木の根張りをよくするため、かつて経験したことのある大豆をリンゴの木の周囲に植え、その根粒菌を活用したのが、成功への転機になった。

以来、消毒に様々な食品を試す等、試行錯誤の末、年々リンゴの木の状態が良くなり、遂に無農薬・無施肥でのリンゴ作りに到達し、不可能を可能にしてしまったのである。

２９歳頃から無農薬栽培を開始してから約１０年後のことだった。

木村さんの活躍は、感動の実話として、人気俳優・阿部サダヲ、菅野美穂主演の「奇跡のりんご」として映画化されている。「思わず大号泣してしまう」というキャッチ通り、私ももらい泣きしてしまった。

ウイキペディアによると、現在木村さんはリンゴの他に、米や桃の栽培指導も行い、消費者・生産者の双方へ「自然栽培」の啓発活動を精力的に進めている。

映画に加え、私はネットの動画で木村さんの「自然栽培講演」を見た。それは２００９年１２月２日に青森県五所川原市のプラザマリュウで行われ、２０１６年８月９日に公開された１時間２３分余のＤＶＤである。私は２３４５回目の視聴者としてカウントされた。

画面冒頭、木村さんは、「日本全国へ話に行っているが、たった一県、山口県のみがまだ行っていない」と話し始めた。でも、「山口県から聞きに来てくれている人はいる」とのこと。

木村さんは所々でパワーポイント（パソコン操作でスクリーンに映し出す画面）を聴衆に見せながら、農業関係の統計や実際の農場の光景を見せながら、ゆっくりと語っている。

後半、木村さんが無農薬無化学肥料で栽培した米と、ＪＡＳ法に則って栽培された米、一般の慣行農法で栽培された米の3点を、それぞれ煮沸消毒したガラス容器に入れ、水道水に浸けて2週間ほど同じ場所に置いておくだけの試験の結果がどうなったかが示されていた。

なんと、慣行農法の米は茶色く腐っている。ＪＡＳ法のも、上部が腐っていた。それらと比べて木村さんの米は全然、腐っていないのである！

それを見れば、多くを語らずとも自然栽培がいかに健康に良いかもすぐ分かる、そんな画面であった。

田んぼの除草に関して木村さんは、古くなったタイヤチェーンを稲の間に引いていくことで解決している。その実際も画面に出ていたので分かり易かった。


木村さんは、リンゴ作りの他に、米や野菜も無農薬で生産している。木村さんのやり方は青森県で成功しているのだから、寒い所で応用できそうだ、と心強く感じた。

余談になるが、リンゴの消毒に木村さんは特定農薬の部類に入っている酢を使っている。だから、「農薬」を使っているじゃないかと屁理屈を言う人がいるが、それは言葉の解釈が違う。酢は食物だから使っても安全で、しかも防虫効果が認められている。従って、分類上、「特定農薬」の部類に入れられているというだけのことだから、そこを取り違えてはいけない。

以下は、木村さんの著書『奇跡を起こす 見えないものを見る力』（扶桑社）からの引用だが、自身の行っている「自然栽培」の基本は、次の4つだと言っている。

《 木村秋則さんの「自然栽培」の4つの基本 》

① 自然の生態系に沿った栽培をする。
② 化学的に合成されたものは使用しない。
③ 植物が本来持っている力を生かして、生産向上につなげる。
④ 土を生かす。

木村さんは同書の【自分がリンゴだったら、野菜だったらと考えてみる】という項目の中で、

「自然栽培にはマニュアルがありません。作物の特性を生かして、それぞれに合う土壌作りをするのが自然栽培の基本です。そのためには、作物を見て土を見て天候を見て、その場、その場で自分自身が判断していくしかありません」

と強調している。

それはそうだと思う。どこでも画一的に同じやり方、というのはありえない話だから。


木村さんは、かつては有機栽培にも取り組んだことがあるけれど、最近では堆肥やボカシ肥料など、外部からの肥料は一切使用せず、重い大型動力機械類も入れずに農業を実践しているという。

外部からの肥料などの応援をしなくても、土自らの力がついているから、大丈夫だとのことである。とは、土中の微生物が活発に働いているからなのだということと、土ができているため、植物の根張りが十分だからだとのことで、それに加えて、木村さんが長年の観察から編み出した独自の栽培技術が確立しているから、米も野菜も無農薬、無化学肥料でちゃんと収穫できる。と言っているのである。

そんな、肥料代や、消毒代等を考慮しないで済む自然栽培は、農家にとっても安全であるばかりか、慣行農法にも負けないくらい、経済的にも釣り合うやりかただから、日本はお

ろか、世界中にぜひ広めたいというのが木村さんの夢である。

木村さんの自然栽培に関心のある方は、著書『百姓が地球を救う　安全安心な食へ〝農業ルネッサンス〟』(東邦出版)を参考にされると良いと思う。

同著書によると、木村さんの自然栽培が知られるようになったのは、NHKの「プロフェッショナル　仕事の流儀」(前出)で、リンゴ畑のことが放映される4~5年前からで、その著書の発行の前年2011年頃から、木村さんのやり方、「生物の多様性と関係性を利用し、無肥料・無農薬・無除草剤での栽培を可能にする自然栽培」を実施する人が大幅に増え、学識者の一部から、

「これは第三の農業革命である」(P・202~203)

と言われるようになってきているとのこと。

現在木村さんは、日本国内はおろか、海外からも農業指導を要請されているために、非常に多忙な日々を過ごしているそうである。木村さんは、自然栽培の生産物が高価で、一部の人の嗜好や必要を満たすだけではだめだ。早くみんなに普及するために無農薬のものを安く提供しなければならないという信念を持っている。

安全で安ければ、みんなが買うから、売り上げも上る。従って、農家は競って安全なものを作るようになるだろう、と言うのである。

なんと社会愛に満ちた考え方ではないだろうか。

番外として、木村さんに関してちょっとおかしな話を紹介する。これは動画でも見た話なのであるが、木村さんの畑の上空にはよく〝UFO〟が通るし、それは家族も何回も目撃していることだという。

木村さん自身、家の近くの道中で異星人に遭遇したり　家の中から拉致されてUFOに乗ったりしたこともあると言うのだ。それと、架空の動物だといわれている龍の姿を目撃した事もあるという。

それらの体験を木村さんは本に書いておられる。

「えーっ、本当?」の話であるけれど、木村さんは大真面目に言っているのだから、こちらが見たことが無いからといって、「うっそー!」として一笑にふせない。

もしかしたら、木村さん自身が世直しのためにどこかの世界から遣わされた異星人から導かれているのかもしれない、などと感じられる話ではないか。UFOの存在や、異星人に関することも、おおいに世人に分かってくるのだろうか?

「自然順応型農業実践者」四人に共通するもの

最後は話が脱線したかもしれないが、以上、四人の自然農法等の実践家を紹介させていただいた。

四人に共通していることが何点かあると私は感じている。

実際に会って話をしたわけでもないので、これらの方々に対する印象を私が述べるのは、見当外れになるかもしれないけれど、先ず、彼らの自然農法や自然農、自然栽培に共通していると思われる点を挙げてみる。

目立つ共通点の1点目は、自然の輪廻を繰り返している土の持つ力を信じ、それを最大限に引き出していると思われることである。

彼らの言っている土は、だから、只のむきだしの土ではなく、草木や昆虫等が長い間に生育を繰り返して積み重なり、フカフカな状態になっているような土のことである。

そのような土は、特別耕さずとも、柔らかく、保水力があるから、そこで育てた作物は、深くしっかりと根を張れる。そうして根がしっかりすると、地上部分はそれに比例して丈夫に育つから、病虫害に対しても強く、殺虫剤等の使用はほとんどしないで済む。などのことが分かる。

それでは、そんな理想的な土に恵まれていない人はどうしたら良いのだろう。それは彼らの実践の中に多々、語られていることではあるが、本レポートの別章でも検討してゆくとしよう。

共通点の2点目は、それぞれがある時期に生死をさまようほどの極限状況に遭い、それまでの人生観が一変するほどの衝撃的な体験をしていること、あるいは大切な家族が農薬や化学肥料による害で苦しんだ経験があることである。それがきっかけになって自然農法に行き着いた、という感じである。

3点目は、農薬や化学合成肥料を使用しない安全・安心な作物作りを追求する中で、長い間、周囲の無理解や生活の困窮に耐えながらも、遂に成功に至っていること。あるいは、理解を得られていても、成功するまでは、すさまじい、執念ともいえる志を貫き通している点が共通していると感じられることである。

4点目は、困難を乗り越えたとき、周囲に認められ、多くの信奉者ができていることである。彼らの提唱する農業のやり方に共鳴し、自ら実践に移して自分や家族の健康を取り戻したり、環境保全に役立てることで生き甲斐を感じたりしている人が沢山生まれたりしていること。それらが共通していると感じられるのである。

彼らはまた、農業を通して人間完成を目指しているようであり、しかも、それを人に押し付けずに、自らの生き方を示すことで人を感化しているのが共通していると感じられる。

彼らの考えをありていに言えば、

「農業を変えることこそが世直しじゃ」

と言っているのではなかろうか。四人の一番言いたいことがそれだと感じられて仕方がない。

次章では、第9章で実践してきた「わが家でのボカシ作り」の続きがどうなったか、を記してゆきたい。

第11章　わが家のボカシ作りの続き

第11章　わが家のボカシ作りの続き

順調な仕上がり

ここまで来るのに多くの関連書を読み、パソコンに向かっているのに疲れを覚えた私は気分転換をしたくなった。

ふと庭に目をやると、いつの間にか梅が満開になっていた。黄色いレンギョウも花盛りだし、コブシに続き、桜も咲いて、北東北にもやっと本格的な春が来たのが分かった。

外へ出て畑を見回ってみると、気の早いアスパラガスが、もう数センチも薄紫色の芽をのぞかせている。夫が毎年、市販の有機堆肥を入れたり、自前のボカシをばら撒いたりして土作りをしているので、家族はものすごく美味で、比較的安心安全なアスパラガスを堪能させてもらっている。都会に居たら、とてもできない贅沢だと思う。（安心安全については、これで絶対というものは無い。それはご理解いただきたい）。

八幡平の山は、頂上へ続く道の両側にそそり立つ雪の回廊を見に、ゴールデンウイークを利用して訪れる観光客の車で賑わっているようだ。中には今季最後の春スキーを楽しみに来ている人もいるだろう。

スポーツにはほとんど緑のない私は、周辺の散策で足を鍛えるだけでは足りないから、今年は昨年よりもっと土に触れ、土から元気をもらえるように頑張ろうと思う。

さて、我が家のボカシ作り体験記の続きを報告する。

4月30日（日）晴れ、風強し。ボカシ作り12日目。

午前9時50分、ボカシの温度は52度。夫は日課の切り返しを行う。

午後3時5分、58・8度。

5月1日（月）薄曇り。ボカシ作り13日目。

午前10時45分、52・4度。

午後12時40分、52・7度。

夕方6時15分、42度。

5月2日（火）晴れ。ボカシ作り14日目。

午前6時40分、47・2度。

午前11時20分、53・3度。外気温は18度以上。

午前11時20分、53・3度。外気温は18度以上。

ハウス内は30・2度にもなっている。真夏の暑さだ。

それなのに、夫は朝、「このままでいいから」と言い残して、出掛けてしまっている。

ボカシのシートも、シートの上の板も置いたままである。

「あー、これじゃだめだ」と、私は慌ててハウスの戸と側窓を大きく開けた。

ボカシ温が60度以上になってしまったらどうしよう、と気が気ではなかったけれど、シートと板は彼の言う通り、そのままにしておいた。

（彼が大丈夫だと言ったのだから、多分、大丈夫なんだろう。万一、ここまで来て失敗したって、私のせいじゃぁない）

あくまでも夫のせいにする気で夕食の支度をしながら彼の帰宅を待っていた。

この前、大丈夫だったのは、4月下旬の頃だったからだ。あの頃なら、夜分気温が下がっていたから。けれど、今は夜になっても寒くない日が続いている。

どうにも気になって仕方がないので、4時45分、ハウスを覗きに行った。すると、日が傾いたせいか、ボカシ温は56・2度に下がっていたので、胸をなでおろした。

間もなく夫が帰宅したので報告したら、なんと、

「60度以上になっても大丈夫なんだよ。水分がだいぶ飛んでいるからね。俺、そう言っていただろう」

と言うではないか。ナヌ、そうくるか。

「そんなこと聞いてないよー」、と口を尖らして逆らっても、「言った」、「言わない」、の口論になるのがおちだ。

ぐっとこらえた私である。

「そ、そうなんだ。良かったよね。ボカシが無事で……」

にこやかに返すのみで、長年連れ添った貫禄を示したのである。

5月3日（水）快晴、無風。ボカシ作り15日目。

午前8時24分、ボカシ温52・4度。

午後17時15分、48・7度。

ボカシに近寄っても、匂いはほとんどしない。匂いがするときは、まだ水分が残っているからだと夫は言う。

「よく乾いていない洗濯物は変な臭いがすることがあるだろ、あれと同じだよ」

うまいことを言う。そうか。ボカシも洗濯物も同じと思えばいいんだ。と、心中、妙な感心をした妻であった。

5月4日（木）晴れ。ボカシ作り16日目。

午前6時42分、ボカシ48・1度。

午前10時50分、47・3度。

午後は計測せず。夫は連日欠かさず切り返しをしている。

5月5日（金）晴れ、ボカシ作り17日目。

午前6時42分、42・5度。

午前11時18分、37・1度。

午後4時20分、33・6度。

日中、外気温が25度以上になり、少々カビ臭いからと、夫はシートを取り払い、ハウスを全開して切り返しを行った。ゴールデンウイークの3日～5日の3日間、カンカン照りと言ってもよいくらいの晴天が続いたため、ボカシはかなり乾きが進み、非常にいい具合だと満足そう。

5月6日（土）曇り、時々小雨。ボカシ作り18日目。

午前6時15分、27。4度。久しぶりのお湿りにホッとする。

5月7日（日）薄曇り時々小雨のち晴れ。ボカシ作り19日目。

午前4時53分、23・3度。いつもより早い時間だ。

午前6時15分、23・2度。いつも見る時間帯。

午後4時45分、24・2度。


この日は、地域の公民館の庭の草取りを、地域住民みんな（と言っても、世帯当たり一人出ていればOK）で行う日であった。我が家では妻が出ることに決めていた。集合時間の5時30分に間に合わせるべく、いつになく早起きした妻は、眠い目をこすりながら、草刈り鎌を見つけにハウスへ行った。そのついでにボカシ温を見たのが前記の5時少し前である。

車で2〜3分の公民館へ行き、地域の人たちとおしゃべりしながら草取りに励む。40人くらいは来ていただろうか。大勢でやると早い。草取りを一時間以内で終え、鎌を戻しついでにハウスを再び覗いたら、ボカシ温は出掛けた時と変わらなかった。

まだ露の残っている玄関前のクローバーの茂りに目をやると、なんと、四葉のみか、五葉のクローバーまで見付かるではないか。ラッキー！　と即、摘み取った。

傍らを、背黒セキレイがちょんちょんと横切って行く。この辺ではよく見かける、頭と背中、長い尾羽の先まで真っ黒いが、お腹の部分だけが純白の愛らしい小鳥だ。


そのセキレイのごとく心を弾ませながら家へ入り、ボカシの状態を夫に報告をしたのである。すると案の定、

「ほう、そうか。今回は非常に順調だぞ」

指をパチンと鳴らしてうなずいている。

「やっぱり。今朝は私が早起きしたもんだから。ほら、見て」

クローバーを彼の前に突き出した。

――とは、これでボカシのためにハウスを往復する面倒な期間がやっと終りになりそうだ。やれやれ、という思いがあったからである。

ところが彼はクローバーをチラッと見ただけで、首を横に振っている。

「いやいや。嬉しがるのは早い。これで終りだと考えるのは甘いよ。ボカシ全部がしっかり乾くまでは油断できないのだ。後もう少しだから、頑張ろうな」

「…ん」

妻のハウス通いと、測定記録はまだジ・エンドとはいかないのであった。

午後5時前にも、ボカシは24度ちょっとで、ほとんど変わらなかった。――ということは、出来上がりに近いのかもしれない、と感じた。


5月8日（月）小雨。ボカシ作り20日目。

午前8時22分、ボカシ温は21・8度。

正午、外気温は26度を超え、ハウス内は30度以上。

5月9日（火）快晴。ボカシ作り21日目。

午前10時14分、ボカシ20・9度。
午後4時10分、ボカシ22・3度。ハウス内25・5度。

5月10日（水）曇り時々小雨。ボカシ作り22日目。
午前6時35分、ボカシ21・1度。ハウス内14度。
午後4時13分、21・1度。ハウス内17度。

この3日間、ボカシ温は20〜22度で安定している。外気温が高くても、そのくらいに温度が安定してくると、ほぼ出来上がったとみて良いらしい。

4月19日から開始して22日目、夫が努力した甲斐あって、今年のボカシはようやくできあがった。

例年だと一ヵ月くらい掛かるのが、一週間以上も早く完成したのである。

匂いもほとんどなく、乾燥してサラサラと指からこぼれ落ちるボカシを愛でながら二人で喜んだ。

喜「いい具合だ。今年のボカシは出来がいいぞ」
美「良かった。私が手伝ったからよね。ところで、波動測定してみた？」
喜「う、うん。そう、だね。波動はこのままだと普通程度だけど。いつもそうだから」
美「えっ、普通って、どういうこと？　大したことないの？」
喜「そうだよ。それはどんな菌を使っても大して変わらないよ」
美「そんなんで、大丈夫なの？」
喜「大丈夫だよ。これを堆肥と混ぜて土に入れたり、作物の根元にばら撒いたりすると、ボカシの中の菌が俄然活発に動き出して、波動数値がずっと良くなるんだ。つまり、健康な土に代わるから、人間の健康にとっても良い作物ができるのは間違いないのさ。それは今まで何度も確かめているから大丈夫だ。まあ今年もいいボカシができたから良かったよ」
美「今年は特に、でしょ。心を込めて作って来たし、しっかり見守っていたからね」

妻に押され気味の夫。実際の作業をしたのは95%以上、彼だったのに、妻はやけに威張っている。

保存すればいつでも使えるボカシ

夫は岩手へ来て丸20年、様々な菌のボカシ作りの経験を経て、7年くらい前からは横田さんから入手した土着菌を使用してボカシ作りに励んできた。

こっちに移り住んだ当初、わが家の畑（借地）の土の波動数値は酷く悪かったので、そのままだったら、できる作物はとても食するに値しない、困ったものだと感じたと言う。

しかし、堆肥を入れ、ボカシ作りに励んだ甲斐あって、土は改良され、年々波動数値が上がって、ようやく健康な土になりつつある。今まで努力した甲斐があった、と嬉しそうである。

　では、その畑で穫れる作物の波動数値はどのくらいかというと、毎年段々上がって来て、ここ何年かは、健康な20〜30代の若者の免疫に等しいくらいの数値の、人間の免疫にとって良い作物ができるようになっているそうだ。

　それでは、ボカシを入れて良い土作りをすれば、必ず良い作物ができるかというと、然《さ》に非ず、だと言う。

　それはそうだろう。作物にはそれぞれ播種の適期があり、収穫の時期や個性等も異なっているから、それらに無知だとうまく収穫できないのは言うまでもない。温かいビニールハウスの中でなら作れるものもあるかもしれないけれど、旬を外れている作物が体にいいかどうかは別物だから。

　まあ、そんな、当たり前、ということでも、実際やってみなければ分からないものらしい。

　夫は、慣行農法でうまくやっている近くのおばさんから、野菜の作り方に関して、ずいぶん色々なことを教えてもらっていると言っている。

　ところが、おばさんのやるようにやっても、植える時期をちょっと誤ると収穫し損なったり、水不足で堅い作物になってしまったり、できても、収穫量が思わしくない時が多々あったから、農業はなかなか難しいようだ。

　実際、安全には無頓着なように見えるけど、とても楽しそうに慣行農法を長年やっている隣家の作物の方が、よっぽど立派な出来栄えで、こちらは恥ずかしくなるような収穫も多かったのである。それでも近年は、物によっては、だいぶ出来栄えも良くなってきているから、夫はめげずに、みんな経験だ、勉強だ、家族のためだ、と前向きに捉えて「作る人」を頑張ってくれているのだ。

　だから私も、今年は、「いつも食べるだけの人」から、少し脱却して、「作るのも、いささか手伝える人」になりたいものだと思っている。

　話がそれたのでボカシのことに戻ると、夫は、昔はボカシに水分を多く与えたため、温度が上がり過ぎて失敗したことがあったそうだ。

　だから、ボカシ作りの初めのところに書いたけれど、水分過多は禁物だ、と口を酸っぱくして言っている。ボカシ材料を混ぜ合わせた後、少な目に水を加え、かき混ぜて手で握ったとき、ほろりと崩れるくらいが良く、そういう状態だったら、後から水は加えないでゆく。

　あと、醗酵中の温度は60度以下を保つこと。

　そして、ボカシが出来上がったら、すぐ使用する場合を除き、よく乾燥させてから、保存するのが大事だと強調している。（口絵⑤参照）。過去に、袋の中に少し水分が残っていたため、中身全部を腐らせて駄目にしてしまい、材料を一袋分、無駄にした苦い経験があったからだという。

　ということで、何やかやしてボカシができあがったら、最後は、しっかり乾燥させてから、湿気が入らないように、念のため三重にした厚目のビニール袋に入れると良いとのことだ。

三重にしたビニール袋（袋の一重目は白いものでも、透き通ったものでも良いが、二重目は光が入らないように黒いビニール袋を使い、三重目は白いものにすると作成年月日が書けるので、わが家ではそうしている）に詰めたボカシを密閉して、物置の、木のスノコの上に保管しているが、量が少なければ茶箱等に入れておけば完璧だそうだ。

もし、一重目の袋を閉じてからしばらくおいて、中に水滴が付いているようだったら、完全に乾いていないしるしだとのことで、写真の状態のように袋の口を開けて、完全に乾くまでおくのが肝要だと彼は強調した。

要は、湿気厳禁の状態にして冷暗所に貯蔵しておけば、ボカシの中の菌が休眠状態になるので、何年でも保つから、必要に応じていつでも使えるので便利だそうだ。

冷蔵庫で保管する場合は、12～13度（麹《こうじ》菌を保管するときの温度）が適温だと聞いた。

5月15日（月）晴れ。

ボカシの袋を一重にして縛った状態で置いたら、結露のある袋が多かったので、袋の口を開け、完全に乾くまで数日放置した。結局、ボカシ作りにはやはり約一ヶ月掛ったというわけで、糠《ぬか》喜びは早かった。

ボカシの具体的な使い方は、堆肥に混ぜて土の中に鋤き込んでも良いし、野菜などの近くの土の上に何度かに分けてパラパラと撒くだけでも良い。すると、ボカシの中で休眠していた微生物が活発に働き出して土を作物にとって良い状態に変えていってくれるのだという。

美「さあ、このボカシを使って、何を作ろうかな？　そうだ。今からだと夏野菜だね。トマトかキウリ、できたら作ってみよう。小松菜なんかもいいな……」

腕が鳴る、と妻は張り切っている。

さて、それは実行されたか、そしてできた野菜の味はどうだったろうか？

それについては第13章で報告させていただく。

おあとがよろしいようで、ということで、わが家のボカシ作り体験記はここで終了とする。

第１２章　無農薬リンゴ作りの弟子

―佐々木悦雄さん―

第12章　無農薬リンゴ作りの弟子

木村秋則さんの指導を受けている佐々木悦雄さん

２０１７年（平成29年）５月９日（火）、ひょんなことから話は思いがけない方向へ進んだ。

岩手県盛岡市在住で、国際的にも高く評価されている油絵画家・山内路子さん、といえば周知の方もおられると思うが、そのお宅へ行ったときのことである。

前年、山内さんが私の息子（次男）が栽培しているブルーベリー苗を購入してくれていた。そのようすを見に来てほしいと電話が入ったので、息子とご自宅へ伺い、彼が土を新しくして一回り大きな鉢にブルーベリーを植え替えているあいだ、私は彼女とこんなおしゃべりをしていた。

「数年前だったけど、遠野のSさんのご親戚の人で、青森の木村秋則さんに無農薬・無化学肥料でリンゴ栽培を指導してもらっている人がいるって聞いたよね。それをふっと思い出したんだけど。今、どんな風なのかな、と思って……」

何気なく話したとたん、すぐ身を乗り出した山内さん、

「私がSさんに訊いてみるから、良かったら遠野へ行ってみようよ！」

持つべきは行動力のある友人である。

話はトントンと進み、幸い、Sさんを通してその親戚の方のOKを頂けた。それで、わずか一週間後に、山内さん、夫の加藤喜代治、私の３人は、岩手県遠野市で、無農薬でリンゴ栽培をしている人に会いに行けることになったのである。

その人の名前は佐々木悦雄さんという。

佐々木さんは、遠野在住のSさんの、お母さんのお兄さんの息子、つまり、Sさんの従弟《いとこ》に当たる人である。

５月１６日(火)、午前１０時半、Sさんの案内で訪れた佐々木さんのリンゴ畑は遠野市中の小高い丘の上にあった。

小雨模様の中、リンゴは今を盛りと、どの枝にも初々しい花をいっぱい咲かせている。木々の下には雑草が３０～４０センチも伸び伸びと茂っているので、見たとたん、本で読んだ「木村さんのやりかただ！」と感じ取れた。

佐々木悦雄さんは、リンゴ畑の入り口にある作業場の前で、待っていてくださった。

Sさんが、多忙な中にも関わらず、「事前に見ておけば参考になるだろうから」と私宅に木村さんのＤＶＤ（第10章で書いたNHKの「プロフェッショナル　仕事の流儀」）を郵送してくれていた。

おかげで、ＤＶＤの後半に佐々木さんが、木村さんの「お弟子さん」として登場していたのを見られ、佐々木さんのイメージを掴めたので、私たちはすぐに打ち解けられた。

佐々木悦雄さんは昭和21年生まれ。一見シャイで、日焼けした風貌は、農業が板についている人、と感じられたが、以前は建築会社の社長さんだったという。
作業場に落ち着いた私たちは、そこの梁《はり》などがすごく立派なので驚いた。でも、佐々木さんの前職を聞いていたので、すぐに納得。佐々木さんが社長職を弟さんに譲り、青森で無農薬のリンゴ作りに成功した木村秋則さんの教えを乞うたのは60歳を過ぎてからだという。

【以下の会話の〝佐〟は佐々木悦雄さん、〝加〟は聞き手・加藤】

木村さんの理想を追う佐々木さん

加「佐々木さんは、木村さんの無農薬のリンゴ作りを、どうしてやろうと思われたんですか？」
佐「12～13年前に、青森で面白いリンゴ作りをしているという人がいると聞いて、農業仲間と木村さんをお招きし、初めの半分は冷やかし気分で聞いていたんです。でも、聞いているうちに、これは只者ではない、と感じたんです」
加「――というと？」
佐「木村さんは、『今までの慣行農法は本物ではない』と言ったんです。慣行農法では普通、りんごは年13～16回肥料をやるものだし、10日～1週間ごとに消毒薬を散布するものなのですが、それらをしないで、なんでリンゴができるんだ？　と私は内心反発していたんです。でも、段々話に引き込まれていって、変わった農法だ。面白い、やってみようという気になったんです。
というのは、それまで、おふくろがやっていた2反歩（約200㎡）のリンゴ畑で、摘花時や防除時、それと草刈や収穫などの忙しいときや、力仕事が必要なときには朝夕のみ手伝っていましたから。それと、近くでリンゴ栽培をしていた、自分より若い人が亡くなったので、後を引き受けていたからです」
加「その人のリンゴ畑の広さはどのくらいですか？」
佐「2町歩（約200a）あったんですけど、引き受けたときにリンゴが半分枯れてしまっていたので、実質は1町歩（約100a）です。木村さんはその頃は、今ほど忙しくなかったんで、翌年、20人程集まったときに剪定に来てくれ、その後も遠野にはしょっちゅう足を運んでくれて指導してもらいましたが、最近は講演会やら何やらで、忙しくてなかなか来てもらえませんね……」
加「それで、無農薬のリンゴ栽培はうまくいったんですね？」
佐「うまく行きつつあります。でも、実の大きさがまだ十分ではないので、欲しいと言ってくれる人は多いけれど、売り物としてはちょっと、ということで、今は全部ジュースにして出荷しています」

完全無農薬のリンゴジュース

そこで佐々木さんがリンゴジュースの瓶を取り出してカッ

プに分け、皆に試飲を勧めてくれる。

「あら、美味しい！」

山内さんが微笑んでいる。続いて私たちも味わわせていただいた。優しい味がする。佐々木さんが、

「形がまだ小さいリンゴなので、風味がいまいちだと思いますけれど……」

謙遜されている。

普通のリンゴジュースは消毒をたっぷりされたリンゴからできている。その味しか知らない私には、安全なジュースだというだけで感激ものだった。


180ミリℓ入り、果汁100パーセントの瓶のラベルの裏側には、

「自然栽培木村塾／遠野自然栽培研究会」と書かれ、その下に小さい字で、「美味しさそのまま特別栽培りんごジュース」とある。

さらにその下にもっと小さい字で、

「もちろん無着色・無添加・防腐剤無添加。そのため見た目は色が濃く混濁していますが、品質には問題ありません。むしろ本物の証でもあります。ペクチンやポリフェノールなどの栄養成分が豊富に含まれ、血液や腸を浄化してくれるといわれています」

とある。

瓶詰め会社は陸前高田市の「神田葡萄園」で、販売元は佐々木さんの「遠野樹《き》の実《み》園」。佐々木さんの氏名と連絡先が記されている。


「ラベルの表側のイラストは孫が描いた私の顔です」

説明する佐々木さんの目じりが下がっている。メガネをかけた佐々木さんが、顔より大きく描かれた真っ赤なりんごを捧げ持っている絵の他は、全部手書きの字だ。「岩手県遠野市特別栽培リンゴジュース」『奇跡のりんご』木村秋則さんからお教えを受け、自然栽培のリンゴを育てている佐々木悦雄がお届します」と添えられている。

小さな瓶なのに、佐々木さんの誇りと愛情がいっぱい詰まっているジュースだった。佐々木さんのリンゴが早く大きく実るように、と祈りながら、私は空き瓶を記念に頂いて帰ることにした。

遠野で集う自然栽培の仲間たち

話は自然栽培の仲間作りのことに移った。
佐「この遠野でも、若い人で自然栽培に興味を持つ人が出てきていてね、2011年の東日本大震災の後に、『自然栽培研究会』というのを発足して、現在、13名の会員で時々集まっています。若い人と言っても、40代の初めくらいですけど。私は一応、副会長をしていますが」
加「そうですか。若い人はどんなものを作っているんですか？」
佐「野菜の人もいるけど、小友《おとも》地区という所で、米作りを5～6年、やっている人が2人います。その人たちは木村さんの勧めで、秋田県の大潟村という所で大規模に米作りを

している石川洋さんという人の所へ一年間研修に行って学んで来ています。石川さんは木村さんのやりかたで米作りを成功させている人です」

加「自然栽培は大規模農法でも可能なんですね。ところで、遠野の若い方々の経済面はいかがでしょうか？」

佐「慣行農法での米の収穫量は、反当り8俵が普通ですが、彼らのはまだ3～4俵と少ないです。でも、安全安心を求める固定客がついているので、通常の3倍の価格で完売できていますから、収入的には慣行農法より多いです」

それについて傍からSさんが言い添える。

「彼らは、『質を大事にする消費者に渡したい』と言って、できた米を、農協を通さないで自分でインターネット販売しているからなんだよね。そんなふうに、自分で販路を開拓している姿勢は、たくましくていいよね」

うんうん、とうなずいている佐々木さん。

寒い所で理想の農業をするには、色々と工夫する努力が人一倍必要なようだ。でも、遠野では少ないけれど、安心安全の農業を目指す人たちの渦ができてきている。

それは日を経るに従って大きな渦になり、周辺を巻き込んで行くだろう。安心安全に目覚めた消費者が彼らの農産物を必要としている限り、彼らは希望と張り合いを持って邁進してゆくに違いない。

佐々木さん、遠野の「自然栽培研究会」の皆さん、頑張ってください！

雨上がりのリンゴの花の前で佐々木さんを囲んで記念撮影をし、名残を惜しんでお別れした私たちだった。

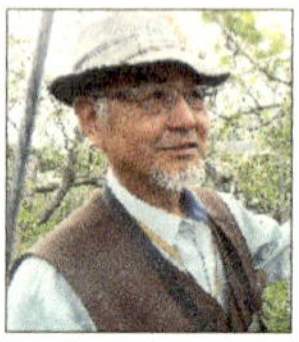

《佐々木悦雄氏略歴》１９６４年生まれ。高校卒業後、関東地方に就職。７年後の１９７２年、実家の建設業に携わるため帰郷。６０歳まで勤める。２００６年以降、現在の無農薬の農産物とリンゴ作りで余生を楽しんでいる。

第13章　プランターで有機栽培を始める

第13章　プランターで有機栽培を始める

テレビが後押しをしてくれた

わが家では、家庭菜園を15年以上もやってきている。夫が本格的に無農薬で野菜作りに取り掛かり、まず始めたのが土作りからだとは前にも書いた。数年の間、夫は黙々と土作りに打ち込み、その後は種まき、定植、水やり、草取り等々、ずいぶん頑張ってやっていた。

私は、と言えばその間、収穫のときだけ関わるのみ、という、ていたらくで来ていたのだ。

今回、重い腰を上げてボカシ作りを手伝ったので、やっと農業の入り口に足を踏み入れられたかな、という具合である。それでいい機会なので、何か作ってみたいという気が湧いてきた。

そんなある日、タイミング良く、と言うか、本当にたまたまだったのだが、NHKテレビ「あさイチ」（2017年5月19日(金)朝8時15分～放映）の、〝グリーンスタイル〟というコーナーで、ぴったりの番組をやっていたのを観たのである。

それは、「プランターでできる『初めての有機栽培』」（指導は明治大学特任教授・佐倉朗夫さん）という実演だった。

へーえ。これなら畑が無くても、庭が狭くても、やる気さえあれば、だれでもできそうだと思い、慌ててメモをし出した。

やり方は次のようだった。

画面ではプランターの大きさが分からなかったが、幅と深さは30センチくらい、長さは50センチくらいかなと感じた。後でネット検索したら詳しい情報が得られたので、それも参照してここに記している。

1、プランターに先ず、鉢底石を入れ、その上に有機栽培用の土（園芸用の培養土は化学肥料が入っているので避ける）に、中粒の赤玉土を1対2の割合で混ぜ、そこへ醗酵済みのボカシ肥料（いずれも市販されている）を、少々（ひとつかみ程度）混ぜる」

2、「握ったとき、ほろりと崩れるくらいの水分（土の重さに対して60％くらいが目安）を土に加え、プランターにふんわりと入れ、プランターをゆすって土を落ち着かせる。土の上部には高さ1～2㎝ほどのスペースを空ける」

3、「種は、アブラナ科とキク科（例えば、ベビーリーフと廿日《はつか》大根）を一緒に撒くと、特定の虫が付き辛くなる。それでも虫が付いたら農薬は使わず手で取り、できた野菜は洗えば食べられるのでOK。別科の複数野菜の種を蒔くと、共生して良い具合に育つ」

4、30日くらいで収穫する野菜には追肥は不要で、枝豆を一緒に植えると、「根粒《こんりゅう》菌」という微生物が空気中の窒素を取り入れて、植物の栄養とするので、一緒に植えると、野菜の育ちが良くなる」

遅ればせながら安心安全農業事《こと》始め

ＮＨＫの番組を観た翌日早速、息子（次男）をお供にして近くのホームセンターへ走り、必要なものを買い入れてきた。種3種類と、プランター2個の他、ミニトマトの苗を3本。2本は畑に植えるつもりで、1本は鉢植えの行燈《あんどん》作りにするつもりで。それ用の鉢と行燈仕立て用の支柱も買ってきたので、すぐに植える準備に入った。

　空はカンカン照り。作業用のつなぎ服を持っていない私は、普段着にエプロンを付け、足に長靴、手にはビニール手袋をはめ、格好を整える。

　ビニールハウス前の空き地にプランターや鉢等を置き、種袋、ミニトマト苗、それに前記のＮＨＫの資料も揃え、さあ、取り掛かろうとしていたら、夫と息子が傍に寄ってきた。

　私が農業の真似事をするのがそんなに珍しいのか、と思っていたら、頼まないのに手伝うと言う。

「重い物は俺たちがやるから。母さんがギックリ腰になったら困るもの」

　私のやることを見ていられない、というのだ。

ともあれ、土運びを買って出てくれたのは有難い。それで三人でワイワイ言いながら取り掛かる。

経験者は教えたがる

　息子が慣れた手つきでプランター2個とミニトマトの鉢底に、ゴロゴロした大玉の赤玉土を敷き詰め出す。

「あれ、ＮＨＫでは鉢底石って、やっていたんだよ。それでいいの？」

　慌てる私に息子は落ち着き払っている。

「鉢が目詰まりしなきゃ、石でなくてもいいんだよ」

　そこへ夫が、通称〝ネコ〟と呼ばれている運搬用の一輪車を押して来た。中に畑の土がたっぷり入っている。慣れた手つきでスコップを使い、土をプランターの中へそれぞれ分け入れてくれた。

「あら、ありがとう。でも、これ、只の土でしょ、それでいいの？　ＮＨＫじゃ、肥料を混ぜた土、ってやっていたよ」

　待った、をかけた私に、夫は首を横に振っている。

「これは只の土じゃないよ。長年培ってきた健康な土だ。これで大丈夫だから。心配なら、余っている堆肥を混ぜてやろうか」

　ビニールハウスの中から、3分の1ほど中身の残っている〝有機栽培用バーク堆肥〟なる袋を持って来て、プランターに空ける。中身は落ち葉が完全に枯れ果て、黒い土になりかかっている状態の堆肥だ。

「これは化学肥料が入っていないから大丈夫だ」

　と保証し、その上で、先日出来上がったばかりのわが家《うち》の〝ボカシ〟を持って来て一握りほど振りかけている。

「あー、これこれ、家のボカシだ！」

　はしゃぐ私を尻目に夫と息子はせっせとプランターの中身をむらなく混ぜ合わせている。

　ＮＨＫの指導通り、プランターの上部に1～2㎝ほどのスペースを空けて土を均等にした。プランターの片方の土は、あまり細かく砕かないでおき、細かく砕いたもう片方のものと生育を比べてみることにした。

土の準備が整ったので、私は廿日大根《はつか》の種の封を切った。細かい種を左の掌に取り出し、右手指で数粒つまんで蒔く態勢に入ろうとしゃがんだとき、またも横から〝手伝い〟が入る。

「こういうのはね、筋蒔きにすればいいんだ。ほら、こんな風に……」

夫が口だけでなく、手も出して、棒の先で土の上に細く筋をつけていく。袋の裏には「バラ蒔き」とあるのに。

「それ、私がやる仕事だってば」

憤慨しても、聞き入れない。息子まで、

「種はこんな風に蒔くんだよ。俺がやるからさ」

と、私の手から種を奪い取ろうとする。

「えーっ、それじゃあ、私の実践にならないじゃないの！」

口を尖らせて抵抗したが二人はどこ吹く風。

仕方なく、私はほんのちょっとだけ、種をバラ、蒔かせてもらった。

自分をベテラン？　だと思い込んでいる人は、初心者にはとかく教えたがるのだろうか。初心者を黙って放っておいたら男がスタるとでも思っているのか。

私は全くの初心者だから、一応、「はいはい」と素直に応じていたが、これじゃあ、「育てたのは私」ではなくなってしまい、胸を張ってみんなに自慢できないじゃないか。

――とブツクサ言っても始まらない。

すったもんだの末に、廿日大根、ベビーリーフ、大豆、と3種類の種を、袋に記されている通り、NHKから教わった通りに蒔き終えた。

後は、行燈《あんどん》仕立ての鉢にミニトマトを1本、畑に2本植え、畑の苗には支柱を傍に立てれば作業は終わり、と思いきや、未だ残っていた。苗を支柱に結び付けなければならない。

畑に植えたトマトの苗を前にして、夫が教えてくれる。

「苗に紐を掛けたら、支柱に直接結びつけては駄目。その前にこんな風に一回結ぶ。それから支柱に蝶結びに結び付けるのがいいんだよ。苗が痛まないし、紐を後で取り外し易いからね」

なるほど。言われた通りに、残った一本には私が紐を結び付け、褒めてもらって、これでやっと全ての作業は完了、ではなかった。息子に水やりの注意を受けた。

「水やりはほどほどに。表面が乾いているな、と感じたら、やる、それぐらいでいいんだよ」

「はいはい」

〝諸先輩〟に教わった通りに水やりをし、1日目は終わった。

さあ、それからが見ものであった。

作物の収穫以外に畑に行ったことがほとんど無かった私が、プランターとミニトマトのその後、を見守りに、毎日欠かさず外へ出るようになったのだから。君子（？）豹変《ひょうへん》する、である。

水やりもきちんとした。

行く度に張り切って種や苗に声を掛けた。

「頑張って育ってね」

と。私の声はきっと届いているはずだ。

すると、それに応《こた》えたのか、蒔いて2日後に、土を細かくしなかった方のプランターの種がまず根を伸ばし始め、中一日置いて4日目にはもう一つのプランターの根も出て来た。

その違いは、多分、土を細かくしなかった方が、隙間があるので水はけが良く、根が伸び易い環境だったのだろう。


3〜5日目頃には双葉が顔を覗かせた。と見る間に、それがぐんぐん大きくなり、本葉が出、両方のプランターは急に緑づいてきた。（口絵⑧）。

大豆も1本、芽を出した。

そうなると益々張り合いが出る。

私が声を掛けたから芽が出てきたと言うわけではない。声を掛けても掛けなくても、条件が整ったら芽が出る。それが宇宙の采配なのだから。であっても、嬉しいではないか。

指導通り、間引きというのも行った。

ベビーリーフは袋に「8種類の種が入っています」とあるから、様々な形をした葉っぱたちが出てきている。

廿日大根を含め、それらをより分けて間引いた量は、両手に余るほどあった。根っこの土が付いている部分は、引き抜いたときに爪で楽に切り落とせた。後は簡単な水洗いだけで済み、サラダに加えて食したらとても美味しかった。新鮮この上ない、正真正銘の産地直結野菜である。

葉が色々混ざっているので、どの葉がどうだとは言えないけれど、葉たちを味わったときに、ほんの少し苦みを感じたのが気になった。家族にも確かめたから間違いはない。

それはもしかしたら、

「土にまだ化学肥料の残渣が残っているからだろうか。そのために苦みがあるのだとしたら、土を完全に綺麗な状態にしたら、苦みが消えるのかどうか」と思ったが、どうだろうか。

それとも、ベビーリーフの種の方に肥毒が残っていたのだろうか？　山菜などは、独特の苦みがあるために好まれているものもあるし、その苦みは化学肥料の影響でないのは明らかだけれど、ベビーリーフは人工栽培されている野菜だ。

「種を消毒してあるからじゃないか。袋を確かめてごらん」

夫の注意で見たけれど、種の袋にそれらしきことは書いてない。生産地はイタリア他とあり、販売元は日本の会社だ。

苦みの真の原因は何か、考えているだけでは分からないが、ホウレン草、みず菜、レタスなどの幼い葉を生で食せるベビーリーフは、短期間に手軽に作れ、各種の栄養を簡単に摂れるとあるから、便利物だと思った。

無農薬でも虫がつかないやりかた

この、プランター栽培に関するNHKの指導では、

「農薬は使わず、虫は手で取りながら管理しましょう」

とあった。が、なぜか、わが家のプランターの葉たちには

恐れていた虫が一匹もついていなかったし、虫が食い荒らした痕《あと》も無かった。

指導通り、アブラナ科（旧称、十字花科。花弁が4枚の大根など）の廿日大根と、キク科（花弁がキクやタンポポのように複数）のベビーリーフ等、２種類の科の植物を一緒に蒔くと、特定の虫が付きづらくなるそうなのだ。なぜそうなのかは、分からないけれど、虫が嫌いな私は、手で虫取りをしなくて済んだのでホッとしていた。


作物には、近くに植えると両方うまく育つという、相性の良いものが多いらしい。そういうのをコンパニオン プランツというのだそうだ。

できるだけそういうのを選んで一緒に育てれば一挙両得というものである。

相性の良い作物を育てて、無農薬で虫が付かないのなら、こんな結構なことはない。ほんの少しでも、安心安全野菜を自分で収穫できることが分かったのだから、寒くなる前まで、私はこのやりかたで、せっせとベビーリーフと廿日大根を育てようと思った。

ここでつらつら思うに、かのＮＨＫが、このような「有機栽培」のやり方を、視聴者の多い時間帯に放映するのは、やはり時代の要請というものだからだろう、と感じさせられた。

安心安全を生産者に求めても、生産者は、有機栽培は手間が掛かるから、経済的に引き合わない、とか、売れないものは作れない、とか言って、やってくれそうもない。

そんな、百年河清を待つような期待をするよりは、自分の健康を守るために、ほんの少しでも自分で作れるものは作ってみよう、と考える賢明な視聴者のニーズ（があったに違いない）に、ＮＨＫはあの番組で一つの回答を出していると感心したのである。

国民が求めているものに常に敏感なアンテナを張っているのがテレビであるから、今後益々このような番組は増えて行くかもしれない、と感じた。


５月２０日に蒔いて以来３週間余、６月１３日までの間に、育ってきた苗の間引きを繰り返し、わが家の食卓には５～６回、廿日大根（葉も全部）とベビーリーフのシャキッとしたサラダが乗った。気の短い私にはうってつけのレシピである。

廿日大根はだいぶ根が丸くなっていたので、引き抜いて一番太くなっている部分を計測したら、直径２㎝あった。

自然界にこんなきれいな色があるのだろうか、と思うほど、惚れ惚れする紅色である。もう少ししたら、文字通り、廿日くらいでできる大根ということが証明されるわけだ。丸い根をスライスすると、外側が紅で中は真っ白。ベビーリーフに混ぜたら、さぞ彩《いろどり》の良いサラダになるだろう。（口絵⑨は収穫された廿日大根である）。

農家の皆さん、ありがとう

なんのかんのと初体験にしては自慢げに書いたところで、近くの親戚からサニーレタスとホウレン草をもらった。

そこの、主婦（失礼ながら、農業には余りタッチしていなかった

ようなので、大したベテランではない、と私が勝手に判断していた）が、素人には難しいとされるホウレン草を、

「私が作ったんだけど、泥がついているからよく洗ってね」

恥ずかしそうに差し出してくれたのにはガクッときた。ほうれん草は手頃な大きさで、立派にできたものだった。いつも失敗していたが、今年はなぜかうまくいったという。

彼女は無農薬・無化学肥料でやっているはずだ。

だからか、ホウレン草の葉の色はくどい濃い緑色ではなく、やさしい緑色をしている。茹でて食べてみたら、エグミや苦みが全く無い。これぞ安心野菜、と有難く頂いた。

それと、彼女の息子（まだ駆け出しだが、農業のプロ）が作ったというサニーレタスも頂いた。減農薬らしいが、サニーレタスは葉の上部が赤黒っぽく、下部が緑色のツートンカラーのと、全体が緑色のと、2種類ある。

「レタスは今が旬なので、どこでもできているから、産直に出しても儲けは薄いのよ」

と彼女は苦笑していたが、サニーレタスも生き生きしている。こんなによくできるんだ、と私はとても感心した。


どんなに年を取っていても、初めて経験することや、初めてやることがあるものである。恥ずかしながら農業するのは初めてに等しい私に、プランターの種たちは懸命に伸びて報いてくれた感じがする。大げさに言えば、私は小さな種の命が伸びる手助けができたというわけだ。

でも、プランターで作る廿日大根なんて、それこそ初歩の初歩。うまくいって当たり前で、誰がやっても超簡単に作れるものだから、NHKも選んだのだろう。

その通りにやって収穫に成功したからと、大きな顔をしていたわけではないが、ほんのちょっぴり自信を感じていた私はとても恥ずかしかった。わが家の周囲は農家、または兼業農家がほとんどだ。毎年田んぼを耕して稲を作り、畑には季節毎に色々の種類の野菜を立派に育てて収穫している。

そうした農業を営々と続けて来てくれたお百姓さんたちが日本中にいたおかげで、私や私の家族は命を繋いでこられたのだ。今更ながら感謝の思いが猛烈に湧いてきた。

「農家の皆さん、ありがとう！」

水のやり過ぎでトマトの葉に病気が……

ミニトマトのその後を報告していなかった。

ミニトマトを植えた後、未だ5月だというのに、何日かは異常に暑く、気温は26～28度もあった。

岩手山の残雪はぐんぐん消え、夜は周囲の田んぼに棲むカエルの合唱が喧《かまびす》しく、寝つくのにも差し支えるほど。

それなのに、6月に入ってからは雨や曇りの日が多く、朝夕の気温が20度を越えない日が続いた。米や夏野菜の生育に必要な暑さにならず、カエルたちもパッタリ鳴き止み、ケロッとも聞こえない。

「田植えの頃にはカッコーが鳴くから、それを目安に夏野菜を植えるといいよ。トマトなんか、どう？」と友人にけしかけられた。「えー、トマトは作るのが難しいんじゃない」と怯《ひる》む私に、彼女は、「そんなことないよ。作り易しいから誰にで

もできるから」と強調するので、その気になったのだった。

「んじゃあ、やってみようかな……」

今までの先入観が邪魔をして、植える気のなかったトマトを急に作る気になり、手始めにミニトマトから、と頑張って植えてみたのだ。伸びてきたトマトを見て友人は、脇芽を掻く(取り除く)のも大事だと教えてくれたので、一緒に脇芽を掻いてもらった。

脇芽を掻くわけは、花は脇芽に付くのだから、下の方の脇芽を掻かないと、実が早く付いてしまって、苗全体が大きくならないからなのだそうだ。

その友人がやっている畑も無農薬・無化学肥料だという。ボカシ肥料は市販のもの(値段は結構高いそうだ)を使用していると言った。そうしてみると、当地にも案外、安心安全に関心のある人がいるのだなあ、と嬉しくなった。

高さ36cm、直径37cmの鉢植えに行燈《あんどん》仕立てにしたミニトマトの背丈は日ごとに伸びた。初めはビニールハウスに入れておいたのだが、日当たりが良く、風の通る場所に移したら、つぼみも付いた。なのに、葉の裏が一面、黒い斑点のようなものに覆われて、元気がない。これじゃ光合成ができないんじゃないかと心配していたら、

「それは水のやり過ぎで病気が付いたんだ」

だから言っただろう、と夫に言われた。

そうだったっけ？「水やりを忘れるな」と息子に言われていたから、欠かさずやっていたのが裏目に出てしまったのか。

「トマトは元来、乾かした方が、糖度が増していいんだから」

とも言われた。水をせっせとやればいいというものではないということだ。それなら、もっと早く言ってくれればいいのに……。

後で、ネットで見たら、「ミニトマトは、植えた時にたっぷり水をやり、後は放置するくらいで良い」とあった。

前もって調べておけば良かったのに、後の祭りだ。

ネットでは、病気が出たら、消毒、つまり、農薬を撒いて手当をすれば、蔓延を防げます、ともあった。

でも、私は、農薬は使いたくない。

そのままにしているうちに、幸い、6月中旬から気温が上がり、トマトの上の方の枝についた葉の裏には黒い斑点が付かなくなった。このまま順調にいけば、うまく収穫できるかな、と期待が膨らむ。

その後、ミニトマトは結構うまく育って収穫でき、美味しく頂いたことを報告しておく。

緑は生命《いのち》の象徴

余談になるが、緑の中にいると心が安らぐ、と言う人が多い。私も、もちろん、そうだ。

なぜだろう？　と考えたら、答えは案外簡単に見つかった。と言っても私なりの答えだから、当たっているかどうかは分からないけれど。

私の答えはこうである。

緑は、まず、食べ物の象徴だからだ。

つまり、緑色は大半の植物の色で、植物には人間の食物に

なるものが多い。言い変えれば、植物は、人間を含めた動物にとって、命を保証してくれる存在であると言っていいからだ。

植物はまた、私たちの生存にとって不可欠な酸素も供給してくれている。ゆえに、緑が沢山ある中にいると、私たちは本能的に安心するのだと思う。

――と思っていたら、その考えを支持してくれるように思える記事に出会った。

それは、「岩手日報・ジュニアウィークリー（2017年6月13日付一面）」紙上の、〝フォトン〟(*)を説明している紙面で見たこんな言葉である。

「人間の目は、緑色を一番強く感じます」（「鳥や虫は、人間には見えない紫外線を見ることができます」とも書き添えてあった）

へえー、そうなんだ。知らなかった。

同記事には、「光の色は波長で決まります」ともあったから、それから敷衍《ふえん》すると、人間の目は緑色と一番波長が合うということになる。だから、強く緑色に感応するのではなかろうか、と感じたのである。それやこれやで私は、「緑は生命の象徴」だと思っているのである。

（*）〝フォトン〟とは、〝光子〟という粒で、波の性質も持っている。波長とは波の山と山、または谷と谷の間の長さのこと。（同記事の解説から）

こんな、私の感じていること、をさらに裏付けてくれる情報が他にもあった。それは、以前参照していた『元素一一一の新知識』桜井弘編（講談社ブルーバックス）の中の〝マグネシウム〟の解説の中で見た、葉緑素（クロロフィル）の分子構造式（左図の上部分）である。

葉緑素と人間の血色素の構造

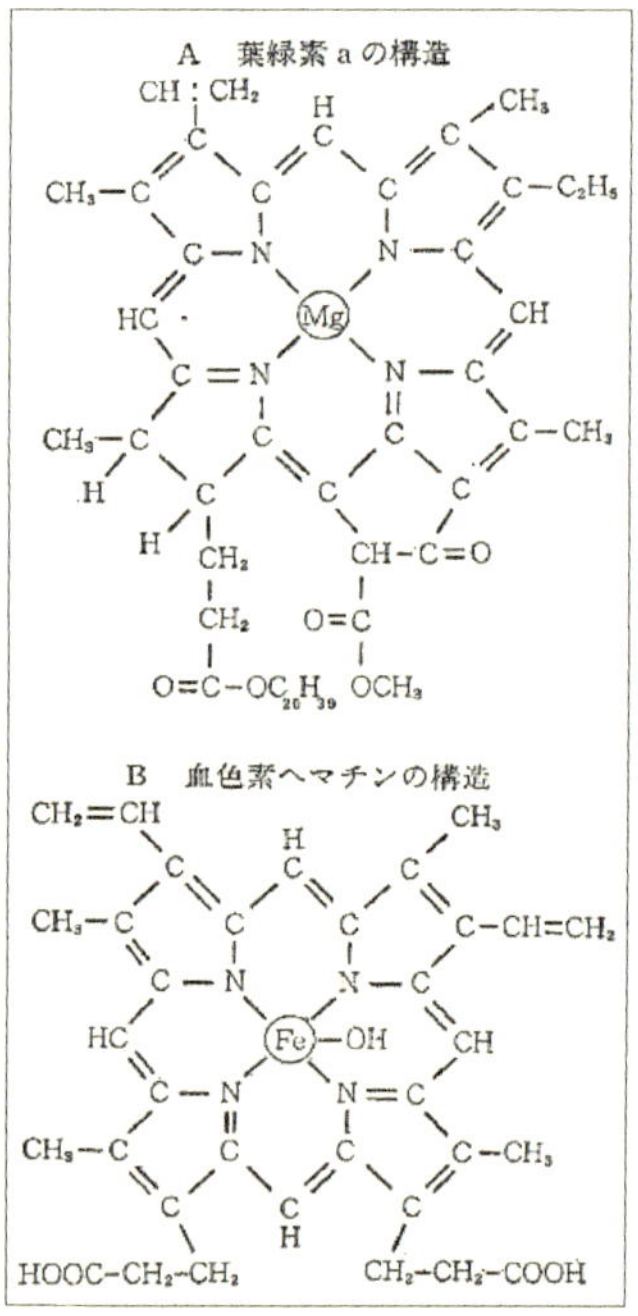

葉緑素は、緑色の植物の光合成色素で、中心にマグネシウム（Mg）が存在している。葉緑素が炭酸同化作用(*)を行って作った、いわば、「植物の体」を私たちは頂いて生命をつないでいるのである。

（*）炭酸同化作用とは、生物が光のエネルギーによって、空気中から摂取した炭酸ガスと、根から吸収した水分とから炭水化物を作り出す作用のこと。

その、私たちの身体を巡っている血液（血色素《けっしきそ》・ヘモグロビン）は、中心に鉄（Fe）を持つ分子構造（図の下部分）なのである。（魚の血色素・ヘモシアニンでは銅が中心にある）

血色素の分子構造を、私は『土を知る・土と作物のエコロジー』中島常允《とどむ》著（地湧社）という書を読んでいるときに見つけた。その時の驚きは忘れられない。

なぜかというと、葉緑素と血色素の分子構造があまりにもよく似ていたからである。

大きな違いは、中心にマグネシウムがあるか、鉄があるか、というぐらいで、よく見れば違いはもっとあるけれども、それらの分子構造が酷似《こくじ》していたのには唖然としてしまった。

上図は、前記の中島氏の本（71P）から転載させていただいたものであるが、どうだろうか。

両者がとても似ているので驚かれたのではないだろうか。

中島常允さん（農業科学研究所所長）は、土壌分析・施肥設計等を通して微生物の働きを盛んにし、安心安全な作物を作る指導者として、また、食と健康の関係について深い洞察をお持ちの、その方面では知らぬ人のない高名な方である。

葉緑素と血色素の相似に注目した中島さんの慧眼に、私は、失礼をも顧みずに言うと、同志のような共感を覚えてしまったのである。

マグネシウムは植物に、鉄は人に、どちらも不可欠な要素だ。中島さんが同書で、「人間の血液は赤色ですが、植物の血液は緑色と考えてもよいでしょう」と述べているくらい、私たちの体は葉緑素を頂いてできている。あるいは、葉緑素を頂いて生きている動物たちの生命を頂いて生きているのだから、そんなに分子構造が似ているもの同士、引き合わないはずがないではないか。

自然界の神秘というか、有難さというか、土や、太陽の光、そして水の恵みのおかげで植物が育っている。人はその緑によって生かされ、生きているのである。

葉緑素と血色素の分子構造を見て、つくづくそう感じた。

私たちは生きているのではない。生かされているのだ、と。

それでは、何のために生かされているだろうか？

きっと、だれもがこの世に何か用があるからだろうと思う。

緑さんは見返りを求めない。

いつも静かにそこに佇んで待っていてくれる。

自分の存在が何かの、だれかの役に立ちたいと頑張っているかのように。ソウイウヒトニワタシハナリタイ。あれ！

第１４章　ホリスティック医学に取り組む医師

―似内　裕さん―

第14章　ホリスティック医学に取り組む医師

自然治癒力と癒しの医学を行っている似内《にたない》　裕《ゆたか》さん

最近、ホリスティック医学・医療という言葉をよく耳にする。

ホリスティック（holistic）とは、英語で「全体の」という意味であるから、ホリスティック医学・医療とは、人間を肉体ばかりでなく、心や精神・霊的な面も含めた、総合的な存在と捉え、種々な代替《だいたい》医療（後述）まで取り入れて患者さんの生命力を引き出す治療を行う医学のこと、と解してよいと思う。

そんな、私たちにとっては理想的な医療活動を行っているお医者さんの数は、日本全国ではまだ少ないが、最近、急速に注目されるようになってきている。そのようなお医者さんの一人が、岩手県花巻市を中心にホリスティック医学を展開している似内《にたない》　裕《ゆたか》さんという医師である。

似内裕さんは昭和19年（1944年）生まれ。医学博士号を持つお医者さんである。だから、〝先生〟とお呼びすべきか、〝さん〟付けで書くのは失礼ではないか、と考えたが、このレポートでは他の方々同様、〝さん〟付けで書かせていただくことにした。

似内さんは、現役のお医者さんとして、患者さんに医療を施しているのはもちろんのこと、次のような多くの諸施設を運営され、超多忙な日常を送っておられる。そんなお医者さんを取材させていただいた。

似内さんは、医療法人・中庸《ちゅうよう》会の本部理事長を務め、花巻市石鳥谷《いしどりや》医療センター（ここでは最新の医療機器を取り揃えて西洋医学を主体とした医療が一般の患者さんを対象にして行われている）の他に、同市内の老人保健施設「ゆうゆうの里」、市内大迫町《おおはさままち》にある介護老人保健施設「はやちねの里」、近郊の遠野市宮守町《みやもりまち》にある介護老人保健施設「やまゆりの里」の4施設をはじめ、後述の各施設をも統括しているのである。

高齢者が増加の一途を辿っている日本だ。老人関連施設が増えるのは当然である。高齢者がことに多い東北では、それらの施設の建設が目立っている。

似内さんが、ご自身も高齢者の仲間入りをしているのにも関わらず、あえて重責を担い、大変多忙な日を過ごしているのにはわけがある。

前述のように、似内さんの理想は、ホリスティックな医療を行うことであるから、前記の施設以外に、次の5ヶ所の施設の運営も行い、方々に目を配っているのである。

「フィットネスクラブ・健考館アネックス」（花巻市石鳥谷町）
「ひまわり温泉・銀河の湯」（同右）
「ペットサロン・ホワイトハウス」（同右）
「多目的ホール・オーロラ館」（同右）
「海辺の民宿・室浜の宿」（岩手県釜石市片岸町）
「健康増進施設・健考館」（花巻市石鳥谷町）

最後の健考館には、「温泉利用型健康増進施設・はなまき（厚生労働大臣認定）」が併設され、施設の名称が「健康館」ではなく、健康を考える館、と命名されていることに注目されたい。

これらを見て読者は、

「ふーん。さっきの老人介護施設とは、真逆の目的を持って運営されているように感じられる。だからホリスティックなのか……」

と感じ取られると思う。そうだったら正解である。

似内さんの理想は、誰しも同じだと思うが、「天命を全うするまで、生き生きと健やかに人生を送りたい」である。だから、それを自分が願うばかりでなく、同じ願いを持っている人々に、これらの施設を活用して、健康を増進してもらいたい、ということなのである。

それはつまり、病気にならないような生き方、予防医学に力を入れているということである。と言っても、「万一病気になっても、患者さんが希望する医療を施せる設備が揃えてあり、介護やそのためのスタッフも充実しているので、安心してご利用いただきたい」

そういう万全の態勢で利用者をお迎えしているのである。

嬉しいことに、私は、そのお医者さんにお話を聞かせてもらう機会に恵まれた。

なぜかというと、すでに第6章の「安全な食べ物作りをめざす」の、最初の方で若干触れているが、私の夫は岩手へ来て約6年後に、篤農家の横田幸介さん（第7章で紹介）を介して、似内医師と出会っている。

そのご縁で夫は健考館の波動測定士として依頼され、今日までずっと健考館に奉職してきているといういきさつがあったためである。

代替《だいたい》医療とは何か？

ここで、代替《だいたい》医療とは何か、について少し説明する。

代替とは、辞書的に言うと、「他のものに代えること」と解されている。読み方も、〝だいたい〟と読んでも差し支えないようである。

医療と言えば、ほとんどの人が頼っているのが、これまでの西洋医学である。西洋医学では、病気になった場合、検査をし、その結果に基づいて医師が患者に投薬か手術、あるいは放射線治療などを施しているのが一般的である。

それらの医療を補完し、またはそれらに替わって患者に合った治療を施すこと、それが代替医療と考えてもらってよいと思う。

では、代替医療にはどういうものがあるかというと、従来の西洋医学に含まれていない、漢方薬を用いた治療や、アーユルベーダ（インド由来の医療）、鍼灸《しんきゅう》（ハリ治療）、などの東洋医療。また、整体やカイロプラクティク（いずれも手技によって骨格のゆがみや異常を整え、健康増進をはかる民間療法）等々がある。

漢方薬などは西洋医学を施す医療でも用いられているけれど、あくまでも西洋医学の補完、と考えられている。

代替医療による治療の中には、健康保険が使える療法もあるけれど、使えないケースの方が多いようだ。

それらは西洋医学を補完するもの、あるいは西洋医学に代わる医療として近年、目覚ましく普及しつつあり、ベテランの施術者もいるが、医師の目の届きにくい民間で行われているものもあるため、ときとしてトラブルが生じ易いという難点があるとも言われている。

そのため、問題が生じると、ニュースで取り上げられていることも多く、西洋医学からは胡散《うさん》臭い治療方法だと見られている部分があるようである。

とはいえ、西洋医学を学び、治療経験豊富な医師の中にも、代替医療を積極的に取り入れて、患者さんの希望を聞き、よく話し合った上で、医師の理解しているジャンルの治療の中から、一番患者さんのために良いと思われる治療法を提案、推薦してくれるお医者さんもいるのである。

病気と食べ物の関係について

似内裕さんは、そういうお医者さんの一人である。

つまり、西洋にも偏らず、東洋にも偏らず、中庸を行く、という方針だから、自身の統括している医療法人に「中庸会」と名付けているのも、うなずけるのである。

今回、私が似内さんにインタビューさせていただいたのは、主に、次のような2点である。

① 医者から見た病気と食べ物の関係（患者さんばかりでなく、一般の人々へのアドバイスも含めて）

② 健考館で提供して食事について、特に留意している点。

取材日時は2017年（平成29年）午後15時～17時。場所は花巻市石鳥谷町の健考館。同席者は夫の加藤喜代治。

【以下、会話の中の〝似〟は似内裕さん、〝加〟は聞き手・加藤】

患者さんのことを考え抜いた「記録ノート」

加「本日はお忙しい中、取材に応じていただきましてありがとうございます。早速ですが、お医者さんから見た病気と食べ物の関係について聞かせてください」

似「分かりました。それではこの冊子を差し上げますから、21ページを開いてみてください」

似内さんは用意されていた冊子を私に手渡してくれた。

そのページを開く前に、頂いた冊子についてざっと述べておく。

提示されたのは、A—5サイズの小冊子。表紙には「宿泊型生活習慣是正事業『ヘルスアップキャンプ』記録ノート」とある。監修は「医療法人中庸会・医学博士・似内裕」。

「ヘルスアップキャンプ」とは、患者さんが7泊8日、健考館に宿泊しながら徹底的に自分の体と向き合い、現状を知り、悪い所の改善に集中的に努める目的で行われる合宿、という意味である。

健考館では、キャンプに参加される方には医師を始め、スタッフが、その方々の「健康づくりのお手伝い」のため、「一人ひとりに医療的バックアップ」をしますよ、というメッセージを表紙に載せている。加えて、「いわて花巻の自然を堪能観光も」という、キャッチまで添えてあるのが面白い。

表紙の真ん中にすっくと立っている一本の緑樹は、健やかな人間を象徴しているのだろうか。メモの部分を含め、全28ページの、患者さん用の「記録ノート」である。

その「ノート」の説明が長くなりそうだが、健考館が取り組んでいるホリスティック医療について概略を掴めると感じるので、中身をざっと紹介しておく。

病気予防には生活習慣を見直すことが大事

「記録ノート」の1ページ目には、

「ヘルスアップキャンプ参加の皆様へ」とあり、

「楽しく充実した人生を送るために、自分の責任で生活習慣病の予防治療に努めましょう」と始まっている。

「日々管理ノート」のページには、患者さんが日々の血圧・脈拍・体温・体重を始め、嬉しかったことや嫌だったこと等、主な出来事等を記入する欄が設けられている。ノートには方々にイラストがたっぷり入っているので、とても楽しく記入できそうだ。

検査管理シートのページには、栄養状態や肝機能、腎機能等々、専門的な検査数値を記入する欄がある。希望で受けられるオプション検査（任意で料金別）は、例えば、「ＡＰＯＥ遺伝子（認知症リスク検査）」、「骨密度測定（骨粗鬆症リスク検査）」「血管伸展（血管年齢検査）」等々、多岐にわたっている。

その他、後ろの方には、温泉利用指導者による「入浴について学ぼう」や、健康運動指導士による「運動のことを学ぼう」等、健康全般に関してアドバイスが網羅され、コンパクトにまとめてあるのに感心させられた。

健考館ではこのヘルスアップキャンプを一年半くらい前から開始しているそうで、ノートの1ページ目に、

「長い人生、ふと立ち止って休養しながら自分の人生にごほうびを上げてみてはいかがでしょうか」

とあるように、費用は掛かるが、命には代えられないということで、口コミで利用者が漸増しているということである。

さて、ホリスティック医療の中でも、最も大切なことの一つと考えられているのが日々の食生活である。生活習慣病の予防には、なんといっても食事について学んでおかなければならない。それは私も痛感しているところなので、現役のお医者さんから「食事と病気の関係について」お話を伺えるのをとても楽しみにしていた。

ということで、インタビューの本題に入る。

最初に開くように言われた「ノート」の２１ページを見ると、管理栄養士よりの、「食事について学ぼう」があるので、そこを見ながら似内医師は丁寧に「病気と食べ物の関係」について説明してくださった。

昔と変わってきた食事のあり方

似「本来、食事というものは、生き延びるために与えられているのに、現代は自分の口を肥やすために取られている傾向があります。食欲があるのは良いことですけどね。

　以前、『貧乏人は麦を食え』と言った大蔵大臣(＊)がいましたが、ここ辺りを境に、食生活がそれまでとガラッと変わり、飽食時代になってきました。

　それを医学は無視してきたのです。食べ物のことは栄養士任せでね。医者は栄養学の基本は学んでも、臨床経験が不足で、摂取カロリーのこと、栄養バランス、微量成分、栄養素の役割等についてはなおざりにしてきました」


（＊）のちに総理大臣になった池田勇人《はやと》氏。緊縮財政下の不況の上、米価が高騰していた１９５０年（昭和２５年）１２月に発言して大騒動になった。


加「そうなんですか」

と私がうなずいたところへ、女性のスタッフが入って来て、コーヒーとスイーツ、グラスに入った黄色いジュースをそれぞれの前に置いてくれた。

　スタッフの説明によると、スイーツは無農薬の黄色いトマトジュースから作ったゼリー乗せのチーズケーキで、グラスのジュースはその素だとのこと。無農薬、と聞いて、早速賞味させていただいた。

似「健考館では、できるだけこんな無農薬の食材を提供しているんですよ」
加「さすがですね。とても美味しいです」
似「食事というものはね、本来、季節に応じ、労働に応じ、男女、年齢等を考慮して与えられるべきものなんです。そういうことを、私は日野厚《あつし》先生という医学の先輩から生態学的栄養学として学びました。本当の意味の医療はそういうことだと思います。人間には食べるという楽しみがあるでしょ。だから、健康な人は大らかに何を食べても良いのですが、余りにも偏ったチョイス（選択）になり勝ちで、適応力や解毒力を考えないで食べるために病気になるんですね。疾病のある人はそれなりの注意をして食事に気を使わなくてはなりません。問題は、普段、私たちは一日に約８０種類もの人工添加物の入った食べ物を摂っているということです。一つ一つの添加物は食品の保存等の目的に役立つものかもしれないけれど、それらが体の中で複合したときに困ったことになるんですよ」
加「１日に８０種類も摂っているんですか！」
似「そうですよ。だから、現代の人間は、たまには断食をして解毒した方がいいんです。『カネミ油症事件(＊)』というのを知っているでしょう？　ああいうことで体に入ってしまったＰＣＢ（ポリ塩化ビフェニール）等は、体内の脂肪と親和性があるので、解毒できにくい。
　そのようなときは断食をして毒を排泄して体を休めた方

がいいんです。それを私は20代のとき、淡路島で今村基《もと》雄《お》先生という、断食の専門家から学びました」

（＊）「カネミ油症事件」とは、1986年にPCBなどが混入した食用油を摂取した、主に西日本一帯の人々に、起きた食中毒事件。油を摂取した患者からは皮膚に色素が沈着した、いわゆる〝黒い赤ちゃん〟が生まれ。他に、肌の異常、頭痛、手足のしびれ、肝機能障害などが引き起こされたりした。

人間の体は食生活の急激な変化に対応できない

似「私たちの毎日の食事が2食から3食に変わったのはいつからだったか分かりますか？　江戸時代、大火があったとき（明暦3年〔1657年〕の振袖火事か）があったでしょう。あのとき、焼け野原になった江戸の市中の再建を急いでもらうために、大勢の大工さんにおにぎりの炊き出しをしたそうです。それがきっかけで1日3食が日本中に広まったということですよ」

加「はー、そうなんですか。江戸時代からというのは知っていましたが、理由までは知りませんでした」

似「それがきっかけで病院でも1日3食を取り入れたんですが、病院食の残飯率は3割もあるんですよ。もったいない精神に反しているじゃないですか。1日3食という先入観があるからですね」

加「無理やり詰め込んでも、脂肪になるだけですからね」

似「そうです。子どもが熱を出して食べたがらないとき、若いお母さんは無理やり食べさせたがりますけど、それは、親が、食べ物が不足している時代を過ごしてきたからであって、人間は機械じゃないんだから、食べたくなきゃ食べなくてもいいし、寝たくなきゃ、寝なくても結構大丈夫なんです」

加「それで思い出しました。わが家の息子が2人とも、はしか（麻疹ウイルスによる急性伝染病）に罹ったとき、何も食べないで、「サイダーが欲しい」というので、それだけ飲んで3日間ぐらい過ごしたことがありました」

似「それで大丈夫だったんですか？」

加「大丈夫だったんです。不安はありましたけれど、それしか欲しがらなかったので、仕方なく与えました。無理やりお粥《かゆ》のようなものを食べさせないでも治ったから、良かったと思っています。他から見たら無謀と思えるような危険なことだったかもしれませんけれど」

似「かのキリストも釈迦も断食をした（＊）と聞いています。彼らの断食は悟りを開く目的でしたけどね。千葉の成田山新勝寺は断食で有名ですが、迷った挙句、欲を捨てると、自分本来の目的が見え、悟りが開けて来るそうです。よく、金持ちの息子が何でも与えられていると、何も悟れないというのとの逆です」

加「今の飽食日本と同じですね」

（＊）キリストは40日、釈迦は最大2ヶ月間断食をしたという。

健考館（花巻市石鳥谷町松林寺3.81.13　☎0198.46.1212）

医師の管轄の下、断食療法のプランも取り入れている。

では、

似「北極圏のイヌイット（カナダではイヌイットと自称しているというが、エスキモーのこと）は、肉食でしょ。それでも生きているのは、長年の食生活だからで、体質がそうなっているからです。それが、長年、穀物・野菜中心で生きて来た日本人は、欧米の文化が入って来て、たった100年余で外国人に倣った食事に切り替えてしまった。『日本人はパンを食べろ。米を食うとバカになる』という暴言を吐いた慶応大学の生理学の某教授がいたけれど。給食はともかくとして、日本人の主食はやはり米がいいと思いますね」

それに私は大きくうなずき、話は健考館の食事のことに移った。

健考館で提供されている食事

加「健考館ではどのような食事が中心ですか？」

似「健考館の食事は基本的には和食ですね。身土不二《しんどふじ》・一物《いちぶつ》全体食(＊)です。お祭りのときは別として、奇を衒《てら》う必要はないと考えています。理想を言えば、将来は野菜を始め、自家栽培をしたいけれど、未だ完璧《かんぺき》ではないですね。でも、出来るだけ安全な食材を取り入れているのは確かです。そうそう、以前、こんなことがありました。町内の奥さん方が食事に来られて、『ここでは刺身も出ないのよねえ』と言っていたのを私は間接的に聞いたんですが、一般の旅館などでは白米と刺身は付き物でしょ。だからそう言ったのだと思います。健考館では玄米食ですし、一見、質素な感じがするかもしれませんが、お客様の健康を考えてお出ししているので、そういう内容を見てほしいですね」

加「私は今まで数回、健考館で食事を頂いたことがありますが、身体に合う、質の良い食事だと感じています」

似「それはありがとうございます」

（＊）身土不二《しんどふじ》、（不二は「ふに」とも読む）とは、身（身体）と土（土地）とは切り離せないものだから、その土地と季節に合った食べ物を摂ること。それが健康に良いですよ、という意味。一物《いちぶつ》全体食とは、できるだけ一つの物を丸ごと、皮や根も食べること。それが身体にとってバランスの良い食べ方です、という意味。

体に良い食べ物は健康な土作りから始まる

加「健考館で提供されている食事が、基本的には和食で、野菜や穀物が主であるということは、やはり食材ができる土が大事、ということになると思いますが」

似「そうです。土にバクテリアがいっぱいいて、それが住み易いと、いい土壌になります。荒地とか、化学肥料を沢山施した土地には、それなりの手当てが必要だと思いますけれど。

　戦後、食糧不足のときには、アメリカから押し付けられた三大肥料（窒素・リン酸・カリウム）をやって増産を図ったが、今は違います。収穫が少なくても、質が良いものを求める時代になっている。農協は化学合成肥料をもっと使え、と農家に働きかけているけれど、そういうものは使いたくないという、安全性が分かる人は案外いるんですよ」

加「そうですね。最近、増えてきていると感じています」

似「今までは栄養士・医者・農家が各自それぞれの分をやってきただけだったから、限界にぶち当たっているんです。これからは、みんなが知恵を出し合い、協力し合って安全安心を求めていかなければならないと思っています。

　そのために健考館では、２０１１年（平成２３年）４月から大平圭吉《おおだいらけいきち》さんという、『四次元農興法』(*)を著《あら》わした先生をお招きして勉強会をやっていました。今は先生が故人になられてしまったので何回目かで中止していますが」

（*）「四次元農興法」とは、大平圭吉さんの以下の考え方に集約されている。「自然界は１㎝の表土壌を作るのに１０００年かかる。現状は１年で１㎝の表土壌を食い潰《つぶ》している。

　地球が砂漠化の一途を辿るのは当然の現象であるが、今現在、日本列島の半分の面積が毎年砂漠化していく現状にある。農業とは、表土壌を作ることが根本である。これを３年で費用をかけずに表土壌を作ることを可能にしたのが『四次元農興』事業であり、表土壌作りのプロセスの中にあらゆる生産物が生まれる。

　言い方を変えれば、あらゆる生産物を育てるプロセスの中に表土壌が作られる。この仕組みを作ったのが四次元農興である」（後略）。また、大平氏のいう「四次元」とは、「私たちが普段『わかる』、三次元の世界（現象）の周囲にあって、『わからない』環境あるいは自然の世界の総称。漠然と『環境』・『自然』と表現してもよい」とし、「農興法」とは、「農業のことだけでなく、新しい『ものの観方・考え方』を使って、新しい人間社会を、必要に応じて創っていく方法」だとしている。

似「一口にいうのは難しいけれど、大平さんは、『四次元』とは、私たちの存在を三次元とすると、その回りの世界、すべてを含めてそう言っていると思います。大平さんの言っている『農業とは、表土壌作りのこと』を実現すると、今日本の総予算に占める健康保険料(*)の割合は４割ですから、それをずっと減らせるようになるでしょう」

加「えっ、３割じゃあ、ないんですか？」

似「もう４割になっていますよ。それで、これはもう、どうしようもない状態というか、国民が自助努力をして自己責任で健康を守らなければならない事態になっていると思います。一億総責任ですよ」

（＊）国民健康保険（国保）とは、75歳未満の自営業や非正規雇用、無職等を対象とする公的保険。国は国保財政を安定させるため、18年度、財政運営の主体を市町村から都道府県に移管する。国の指針に基づく試算では、一人当たりの標準的な年間税額は岩手県では平均11万3937円（岩手日報2017年5月23日付より）

加「それで、自分の健康を自分で守ろうという予防医学に力を入れているんですね」

似「そういうことです。キーワードは、この緑豊かな自然の中で、患者さんの『自然治癒力』を引き出し、『癒す医学』を実感してもらうことです」

まだまだ話は尽きない。

似内さんが今から23年前の1994年（平成6年）に苦労の末、1000m以上の地下まで掘り進めて温泉の湧出に成功した話は、もはや武勇伝になっている。その努力たるや、本の形にはなっていない自叙伝風小説「オーロラをさがし求めて」(＊)に詳しく書かれているので、読ませていただいたが、胸が熱くなってくるお話である。

似内さんが「世のため、人のために、この地に健康施設を作ろう」と志した、その第一歩が温泉だった。

たった一人から始まった夢が実を結び、今やご当地は幅広い癒しの郷《さと》になって、近隣のみか、日本各地から人々が訪れている。

これから訪れるだろう多くの人も、ここで明日への希望を与えられて、この地を何度も訪れたくなるに違いないと私は感じた。

（＊）「オーロラをさがし求めて」は、似内裕氏著の小説の形式の自伝的回想録。中庸会の関係者のみに配られた。似内氏が父親の後を継いで医者になった経緯や、自身が体験した疾病の治療方法模索の中で断食療法に出会ったこと、温泉採掘の際の裏話等々、自然治癒力と癒しの医学を求めて辿って来た半生が率直に綴られている。

七三歳にしてなお、現役で大活躍中のお医者さんに取材して、体に良い食べ物、の必要性が喫緊事であることはよく分かった。

また、身体に良い食材は健康な土からできるから、土作りがいかに大事かも改めて認識した。ご多忙の中、貴重な時間を割いて快く取材に応じて頂いたことに厚く御礼を申し上げて健考館を後にした。

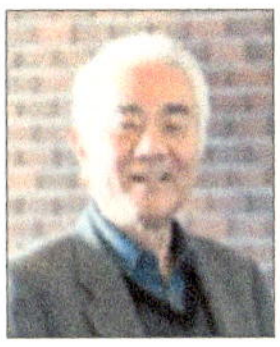

《似内裕氏略歴》　1944年岩手県出身。岩手医科大学卒、同大学院博士課程修了。花巻市の来久保《らいくぼ》医院継承後、1995年、医療法人・中庸会設立。花巻市石鳥谷医療センター・介護老人施設・健康増進施設等十ヶ所の理事長。

第１５章　課題だらけの安心安全農業

第15章　課題だらけの安心安全農業

山積する課題をいかにクリヤーするか

最後に近いこの章では、安心安全農業が抱える課題を整理して、解決方法を探った中で気がついたこと、分かってきたことなどを記してゆきたい。

今後、「安心安全農業」という言葉が頻出してくるが、意味はもちろん、人間の健康にとって良い農産物を生産してくれる農業を指しているのは言うまでもない。

実際問題、安心安全農業は、次のような多くの課題を抱えている。

① 化学合成農薬を使わないで、生産物を害虫・鳥獣等からの被害また、雑草から守るにはどうすれば良いか？

② 生産物の見た目やサイズなどの規格を求める市場の要求との兼ね合いをどうするか、安心安全を満たす農業で、生活がやっていけるありかたは？

③ 安心安全農業に移行する際に生じると思われる、慣行農法推進を図っている肥料や農薬関係の企業や、農協等の救済策はどうすれば良いか？

④ ポストハーベストや、インバウンド（訪日外国人客）対策を含め、安心安全と美味しさの両立をどう図るか？

⑤ 安心安全農業の普及が遅くて、国民全体を養えない現状をどうするか。言い変えれば、国民全部に安全な食べ物が早く行き渡るにはどうしたら良いか？

他にもまだあるだろうが、ざっと挙げただけでも課題山積である。

一つ一つの課題は、切り離して論じることが難しいくらい、相互にからみ合っている。ゆえに、どれから取り組んでも構わないと思うが、まずは挙げた順番に考えてみることにしよう。中にはこれまで、すでに書いたこともあり、重複する箇所もあるかと思うが、ここでは「まとめ」に近いので、繰り返して記す場合があることも、ご承知頂きたい。

①無農薬で生産物を害虫・鳥獣・雑草から守るには？
―まずは害虫・鳥獣から守る方法―

近頃は有機（オーガニック）栽培、あるいは減農薬栽培と表示した作物が市場の人気を博しているという。

理由は、それらがなんとなく体に良い物のように感じられるからであろう。しかし、有機栽培と言っても、内容はどのようなものか、また、減農薬といっても、今まで10回薬をかけていたのを9回に減らしても減農薬といえるから、これも内容が問われるわけである。

農薬には、法律で定められた定義があり、病虫害に対して効果が明示され、使用方法や、どんな作物に有効かなどの一定の試験を通ったものでないと農薬として登録されないという縛りがある。登録されているのは主として化学合成農薬である。

登録されたそれらが、虫や小動物等の駆除には効果を発揮することが約束されても、人間に安全だという保障はない。

では、害虫等（モグラやネズミ等の小動物も含む）駆除に効果があり、かつ、人間にも安全な対策には、主にどのようなものがあるか、私が知っているものを挙げてみよう。

最初に挙げられるのが「**酢**」である。酢は農薬の部類に入っている。ということは、虫等の駆除に効果があることを意味している。かつ、酢は食物であり、人体に無害なので、害虫対策にはよく使用されている。第10章で紹介した青森県の木村秋則さんは、酢消毒でリンゴ栽培に成功している。

木村さんの例のように、安心安全を求める果樹農家で、酢を使用している所は多いようだ。

また、酢と焼酎を混ぜて水で薄めた液「**ストチュー**」は無害な殺虫剤の定番として効果があるといわれ、使用している人も多いようである。

次に「**木酢《もくさく》液**」が挙げられる。

木酢液（木炭製造の際出る炭の蒸留液）は〝農薬〟の部類に入っていない。でも、害虫対策に効果があると言われていて、第8章で紹介した横田幸介さんのように、使用して役立てているところもある。横田さんのように、木酢液を自家製造している場合は素性が分かっているから良いが、中には成分が安定せず、原料や製法によっては発がん物質を含む有害物質が含まれることがあるともいわれているので、どんな所で、どのように生産されているか、安全性を確かめてから使用するのが大事だと言われている。

次に、「**ニーム**」という薬木がある。

余り聞きなれない名前だと思うが、ニームというのは、日本名「インド栴檀《せんだん》」と言い、その種から抽出した液には、人や農作物には害がなく、200種類以上の害虫に効果があるといわれている。ニームは日本の農薬の部類には入っていないけれど、世界各国で使用され、インドの「アーユルベーダ医学」では、伝統的治療薬として使われているという。

ブルーベリーの苗栽培をしているわが家の次男は、知人から紹介された「ニーム」液を活用し、虫害を防いでいる。

息子の話によると、ニームを散布すると、害虫が大嫌いなニンニクっぽい臭いが葉や枝に付くので、虫が近づかないという効果があるそうだ。

ニームは太陽の紫外線で分解されてしまうので、曇っている日や、湿気のある日に散布した方が葉に付着しやすく、できるだけ、そういう日を選んで早めに散布すると良いという。

ニームは一般の農薬のような即効性がないため、時期を見て、何回も散布する必要があるそうだ。

しかし、化学農薬が害虫を殺すだけでなく、それが作物にしみ込んで私たちの身体に及ぼす害を考えると、多少の面倒は伴っても安全な方がいい、と息子はきっぱり言っている。

彼の知っているブルーベリー農家では、酢を使用している所が多いそうである。


キャベツなどの野菜で、化学合成農薬をかけずに虫害を防ぐには、蝶が卵を産みに来ないように、編み目の細かい、「**寒冷紗のような細かい目の布を掛ける**」と良いようだ。そのやり方で家庭菜園のキャベツを作っている友人は、布を掛けないと、キャベツの葉はまるで、レースのように虫に食い荒らされてしまう、と言っていた。

アブラムシには「**牛乳**」を薄めて噴霧して窒息死させるのが良いといわれている。人間に安全で、虫にはダメージを与える食品は他に、「**ニンニクやトウガラシ等**」があるようだ。但し、一番効果的なのは、「**害虫を見つけ次第、手で取り、駆除する**」ことのようである。といっても、それでは手間が掛かってしまうがないので、虫が付かないうちに早め、早めの対策をするのが大事なようだ。


余談になるが、わが家ではいつも、減農薬米を玄米で買い求め、精米機で精米して炊いており、その際出る糠《ぬか》をボカシ作りに使用していると前に書いた。

それで困ったことが起きたのである。夏季、精米すると、糠を好むコクゾウムシという虫が数ミリ程度の大きさの蛆虫《うじむし》になって多発して這い、羽化しては所嫌わず飛び回るので、気味が悪いし、いつもとても困っていた。

あるとき、生協のカタログで、それを防げるというものを見つけた。植物からの天然抽出物が原料の、防虫剤である。掌に入る大きさの、表面に小さな穴がぽつぽつ開いているプラスチック容器入りのものなので、3個注文してみた。

届いた容器の袋には、安全な植物成分「イソチオシアン酸アリル　天然ワサビ成分」と記されている。

「何、イソチオシアン酸アリル？　なんか、化学合成品っぽいな。植物成分ってあるけど、本当なんだろうか……」

精米したての新鮮なお米は食べたいけれど、危険な防虫剤のお世話になるのは嫌だ。ということで、その「イソチオシアン酸アリル」なるものの正体を恐る恐るネットサイトで調べたところ、それは、ワサビや辛子、大根、玉ねぎ等の辛味成分だということが分かった。人騒がせな感じであるが、それはこちらが知らなかっただけのこと。

ホッと安心して、その防虫剤を袋から取り出したら、容器に開けてある小穴から、ツンとした、ワサビの匂いが鼻を衝いた。

その防虫剤容器をそれぞれ米袋や糠入れ箱や、精米されて出て来るお米を受けるボウルの中に置いたら、なんと、虫の発生がピタッと止まったではないか。

すごい効き目！　に感激した。

これで夏場、コクゾウムシに悩まされないで済む。有難い。

――というわけで、ワサビや辛子（あるいはトウガラシ等も入るだろう）の辛味成分は、虫が嫌うことが分かった。少なくとも、コクゾウムシに関しては説明書きにある通り、約半年間、有効であるのが確かめられたのである。

話を戻す。

無農薬農業をしている達人から聞いた話によると、しっかりした土作りができていると、作物が丈夫に育つから、害虫が付きにくくなるそうである。

それには、堆肥は、必ず完熟したものを使うことが大事だとのこと。未熟なものを使うと虫害が発生しやすいので、注意しなければならないと教えられた。

それと、第13章で私の体験を書いたように、アブラナ科とキク科の作物を一緒に植えたところ、虫を防ぐうえで効果があるとともに、良く成長したので、そのような、相性の良い組み合わせ・コンパニオンプランツで作物を作るのも良いやり方だと思う。

さて、虫やモグラ、ネズミ等より大きな、獣たちから作物を守るには、畑の周囲に金網を設置するか、バラ線を張るか、電気柵を張り巡らして寄せ付けないのが良いと聞く。でも、そういう大掛かりなものは、経費を掛けても釣り合う大規模農場には当てはまっても、小規模な家庭菜園程度で行うのは難しく、家庭菜園では、ネットを張って獣の侵入を防ぐくらいが精々のようだ。

鳥対策には、キラキラした光り物を張り巡らしたり、あちこちに吊るしたりすると効果があるようである。また、カラスや野バトなどに、種をほじくり出して食べられないようにするには、「蒔いた種の上に枯草を敷けば、防げるよ」と教えてくれた人もいた。わが家では、ビニールハウスの中でポットに種を蒔き、少し育ったところで畑に定植しているので鳥に食べられないで済んでいる。

雑草・除草対策

さて、雑草・除草対策にはどんなものがあるだろうか？

化学除草剤を使えば、手っ取り早く雑草が枯れて処理できるのは分かっている。そういうものの中でも、最近では、「余り環境に害を与えない除草剤」というのが出回っていると聞くこともある。

でも、散布すると、生きている葉がたちまちのうちに枯れ果ててしまう、その威力にはとても不気味さを感じて仕方がない。第5章で指摘したように、除草剤が、ベトナム戦に使われた枯れ葉剤の延長線上にあると知ってからは、いくら安全ですよ、と言われても、やっぱり抵抗があるのだ。

除草剤は身体が大きい大人の人間に大丈夫でも、子どもや乳幼児や、散歩するペットたちに危険はないのだろうか？

それらの不安が消えないうちは、雑草・除草対策は、次に挙げるような、除草剤以外のもので行いたいと思う。

雑草対策その1

まずはオーソドックスにひたすら雑草を抜く。それも小さいうちに。それが対策の第一歩だと経験者は言う。雑草の種類によっては、何年か抜き続けていると、生えてこなくなるのもあるそうだ。抜くのは労力が掛って大変だが、安全なやり方ではある。——でも、実際、面倒だ。力が要るし、時間も掛る。日にも焼けるし、膝や腰に負担が掛る……等々の欠点がある。腰掛けて移動しながら草むしりができる道具があるけれど、でこぼこした畑の中で使うのは難しい。

雑草対策その2

仮払い機という、専用の機械を操作して雑草を切り払うやり方がある。機械使用だから、かなり大きな雑草や、灌木の小枝くらいはどんどん刈り取れる。初夏から秋まで、田んぼのあぜ道や道路わきで、お百姓さんがせっせと刈っているのをよく見かける。

しかし、腰が定まっていないと操作が危険だし、斜面などを刈るのはとても難儀そうだ。時には女性がそれを駆使しているのを見ることもある。体力のないこちらは、たくましいなあ、とひたすら感心してしまう。

このやり方は、機械本体の費用に加え、軽油代が要り、操作する人に体力が要る。操作慣れしないと怪我をしそうな感じがするけれど、どんどん刈り取れるから、どの農家にも一台は置いてあるようだ。

雑草対策その3

水や空気は通すけれど、雑草は生えない除草、または防草シートを、作物と作物の間の通路に張り、少しでも雑草退治の手間を省くのも一案だと思う。それでマルチした部分は雑草が防げ、破かない（破けない）限りは長持ちするので。わが家で使っている所では、5年以上そのままだが、まだ破けていない。

経費はシート代と、それを固定するストッパー代が掛る。事前に、張る場所を平らにしておく必要があるため、手間は掛るけれど、雑草対策としては効果的でお薦めできる。

雑草対策その4

自然順応型農業（自然農法あるいは自然栽培・自然農）の特徴は、「雑草を敵とせず」だけでなく、雑草を土に戻してリサイクルする合理的かつ、自然順応のやり方である。

ゆえに、作物を雑草と共存させ、雑草が繁茂して作物が負けそうなときだけ、周囲の雑草を刈ってそこへ置く。そのやり方なら、雑草は土に還って土壌を肥やすから一石二鳥である。

このやり方は楽そうだが、自然を良く観察し、適時に雑草を刈る手間を惜しまずやらないと、作物の収穫が難しくなり、元も子もなくしてしまう恐れがある。安心安全の作物を得るには草との付き合い方に熟練する必要がある。

土ができて来ると、つまり、良い土層になると、雑草の相《そう》が変化してくると達人は言っている。そうなると、土が柔らかく、草が抜き易いので、除草の手間が減るというのだ。

やはり、土作りが大事なのである。

雑草対策その5

畑の周囲は、雑草が茂る度に刈っておかないと、畑に入ることもできない、などという、とんでもないことになるが、その手間を省こうと思えば省けるやり方を、わが夫は開発、いや、発見した。

というより、散歩のとき、家の近くの田んぼで、周囲にアヤメが植えてある場所が多いのを見て、それまでは風流だなと感じていただけだったのが、あるとき、アヤメが畔《あぜ》の土を守っているのに気がついたそうだ。

つまり、それを応用して、畑の周囲にもアヤメを植えればいいかも、と気が付いたというわけである。

アヤメは丈が高からず低からず、葉はさやさやと風を通し、根っこは頑丈に地上を覆うので、その隙間を縫って生えて来る雑草はほとんど無い。つまり、アヤメは、咲いたときに目を楽しませてくれるばかりでなく、踏ん張った根っこで土を支え、雑草の侵入、生育をほとんど抑えてくれるすぐれものだと分かったのである。

アヤメを植えて以来、家の畑の周囲の草刈はほとんど不要になっている。

写真（口絵⑩）は、わが家の畑の周囲に茂らせた紫色の、見目麗しいアヤメである。アヤメは秋になって葉が枯れてくる頃、葉が倒れないうちに刈り取ると楽だ。――と夫は言っている。倒れてからだと葉の始末が厄介になるので、頃合いを見て根際から刈り、刈った葉は堆肥用に畑の隅に積み上げている。

また、写真（口絵⑪）のチャイブ（アサツキに良く似ている）というハーブの一種は、丈が低く、春、花が咲く前の青々とした葉を、根元から刈り取って肉炒めなどにすると美味しく、花も薄紫色で可愛らしい。チャイブは繁茂力があり、臭いがあるので虫を寄せ付けにくく、クローバーと相性が良いのか、花の頃に仲良く共存して茂っている。

さて、次の課題は、

② 生産物の見た目やサイズなどの規格を求める市場の要求との兼ね合いをどうするか、安心安全を満たす農業で、生活がやっていけるありかたはいかに？

である。この問題は非常に難しい。
なぜなら、矛盾が多いからである。
作物の見かけは、悪いより、良い方がいいに決まっている。
虫食いだらけの作物は、だれでも敬遠するし、サイズもある程度揃っている方が、出荷時にも、調理の際でも扱い易いのは言うまでもない。

その点は、例外を除き、だれもがそう思っている、と断定してもいいくらいである。

けれど、見かけを良くし、規格を揃えるには、土に化学肥料を施さねばならないし、虫害防除のためには適時に農薬も使用しなければならない。

――と生産者である大多数の農家は信じて行っている、と思う。

なぜなら、見栄えが良く、規格が揃っていないと、農協等がまず受け入れてくれないし、市場では安く買い叩かれてしまうから、というのが農家の言い分である。

一方、心ある消費者は安心安全を求めている。

消費者の本音は、多分、こうだと思う。

「何よりも健康に害にならない作物が欲しい。でも、形もある程度整っていて欲しいし、価格も、そこそこなら、求め易い」と。

それに対し、生産者である農家はこう言うだろう。

「安心安全を求めるなら、そのために農家が払う努力に見合った値段で買って欲しい」

「堆肥を作り、完熟させて畑に入れるのは手間暇が掛る。手っ取り早く化学合成肥料を使う方が農家は楽なのだ」

「それと、化学農薬を使わないで、どうして虫害を押さえられるか。使わなければ、虫食いの跡が残っているものもあるだろうし、形がいびつなものもできるだろう。それでもいいというなら、農家の努力に見合い、農家が生活していけるような価格で消費者は求めてくれ」と。

このように、矛盾する問題を抱えているのが農業、いや、農業のみならず、食べ物の生産者すべてが抱えている問題ではなかろうか。生産者は同時に消費者でもあるから、これはみんなが抱えている矛盾なのである。

今までこのレポートの中で、それらの矛盾を解くヒントになるようなことを書いてきてはいる。それは篤農家といわれている生産者へのインタビューの中でも触れているし、各章の中で、示唆しているときもある。

化学合成肥料を使用した作物、化学農薬を使用した作物が人間の体にとって、どんな影響があるのか、悪いと言われるが、どの程度悪いのか、について知りたいと、心ある人は思っているのではなかろうか。思いながら、どうしたら良いかわからない。それが現状なのだと思う。

困ったことに、食べ物は人体実験で良し悪しを判定するわけにはいかないのである。長い間食べ続けるとどうなるか、もよく分かっていないからである。

食べる前に、人間の体にとって良いか、あるいは食べない方がよい物か、それが事前に簡単に判る物差しがあるとしたら、安心ではないだろうか。

その判断のできる物差しには色々な方法がある。

検査機関は多々あるので、厳格な方法で客観的に安心安全を確認してくれる一般の検査機関を利用すればまず大丈夫である。

その方法の一つとして、私は第3章「波動との出会い」の中で、波動機器という便利な機械があることを紹介した。

食品の良し悪しは、波動機器で多角的に、しかも安価に、その場で知ることができる。波動機器で測定すると、どんな作物も安心安全なレベルがすぐに判定できるからである。

作物には、「有機栽培です」、あるいは「減農薬です」「特別栽培です」という触れ込みで売られているものがある。

これらも波動機器で測定すると、比較的に安心安全なものと、余りおすすめできないもの、と品質にバラつきがあるのが判る。

では、慣行農法といわれる化学合成肥料や、化学農薬を使って生産された作物はどうかというと、たいていは、有機栽培や自然順応型農業で生産されているものより、品質が劣るという数値が出ている。

残留農薬や、化学合成肥料による偏り(例えば窒素過多、あるいは不足等)が作物の品質を下げていると判断される場合もあるし、健康にとってバランスのよい作物になっていないことが直ちに判るのである。

長年、自然栽培で農産物を作っている篤農家の話によると、無農薬・無化学合成肥料で作った物は、大きくはないが、形は良いとのことである。形を悪くするのは、過剰な施肥によることがほとんどだと言っている。つまり、「量より、質が大事です」と。

それと同様なことは、「自然順応型」農業で農産物を作っている年季の入った生産者の多くが言っていることでもある。そうだとすると、慣行農法で作られたものは、形は大きいけれど、中身の質はあまり良くないということになる。

農薬を掛け、化学合成肥料を使っているからと言って、程度の問題もあるので、全部が全部、そうだとは言い切れないけれど。

しかし、一般の消費者は、そのような品質まで考慮して買っているだろうか？　多くは、質よりは大きさ、または虫食いなどのない、見てくれのよい方に目が行き勝ちなのではなかろうか。

それと、良いものは高価という思い込みもあるのではないだろうか。

実際、有機栽培や自然順応型農業による生産物は手間が掛かっているので、慣行農法で作られた物と比較すると、割高になるのは否めない。

だから、安心安全が二の次にされてよいかというと、「いいです」とは言えない。

この矛盾をどうしたら良いだろうか？

経済優先か、安心安全か、腹を決めるとき

この辺で私たちは、腹をくくらなければならないと思う。つまり、安心安全を第一にしてそれを求め、生産する方法に切り替えてゆくか、あるいは、経済優先で、安心安全を後回しにするか、の二者択一である。

難しい選択だと思う。

それについては、キリスト教のバイブルから次の言葉を引用したい。

「たとえ、人が全世界を設けても、自分のいのちを損したら、なんの得になろうか」

(新約聖書「マルコによる福音書」より)

その通りだと思う。

この地上に生きている限り、人が大切にしなければならないのは、おのれや他者の命なのではなかろうか。

命が無くて、何の人生か。あの世で救われればそれで良い、というのもいいかもしれないが、それではなんのために、この地上の人生があるのだろうか？

生病老死、これは誰もが避けられない運命である。

とはいえ、通常の人であれば、無病息災を願い、

「なるべくピンピンと長生きして、最後は人の厄介にならないようにコロッと死ぬたらいいね」というのが大多数人の望みなのではなかろうか。

でも、その願いが叶えられる人は少なく、人生の最後に心ならずも寝たきりになり、病院で種々の管《くだ》につながれて最後を迎えねばならない人が多いのではないだろうか。

そんな運命になってしまっても、本来人間は、食べるために生きていくのではなく、何かをなすために食べている、と私は信じている。そのために、食べなくてはならないのだと思う。

その、人が日頃口にしているものが生病老死に深く関わり、運命までそれで決まってくる。としたらどうだろうか。

もし、食べ物の良し悪しが運命にまで関わっているのだとしたら、私たちは食べることにもっと思いを致し、もっと強く食べ物の安心安全を求めていかねばならないのではないだろうか。

国民一人一人が、「病気をしても、国民健康保険があるからいい」と安易に考えるのを改め、「自分の健康は自分で守る」意識に、もっと早く切り替えることが必要だと思う。

しかし、国にも求めたい。

「国家は国民の生命と安全を守らなければならない」とは、常に政治家が国民に誓っている公約の第一である。であるからには、国は、国民の身の安全を守ると共に、安心安全な食料調達のためにも鋭意努力して欲しい。

そのための具体的な方策として、次のようなことが考えられる。

A、食糧（農産物）の第一条件は、安心安全なものであること。これを国の確固たる方針にしてもらいたい。

B、その旨を各方面に通達して、国民全体の共通認識になるよう、徹底してほしい。

C、有機・無農薬栽培・自然順応型農業等、安心安全な食料供給を目指して実践している第一次産業者への財政的・技術的な支援をダイナミックに推し進めてもらいたい。

D、生産者が安心安全な生産へ移行すると、損失を被る恐れのある関係者（化学合成肥料や化学農薬を生産している企業や、それを流通させ、販売している産業、農協などの関連団体も含む）に対し、速やかに安心安全の方向へ舵を切るよう促し、場合によっては、補助金を出して方向性を促進するという措置を取る必要もあるかもしれない。その場合は、もちろん、不公平にならないようなやり方で。

このDについては、この章の冒頭に挙げた次の課題、

③安心安全農業に移行する際に生じると思われる、慣行農法推進を図っている肥料や農薬関係の企業や、農協等の救済策はどうすれば良いか？

に対する私なりの答えとしても書いたつもりだが、いかがだろうか。

こんなことを書きながら一方、「そんな救済策は無用かもしれない」という考えも私の中にはある。そのわけは、

「なぜなら、一般企業（農協も入る）は、時代の流れに敏感だから、儲からないと感じたら、さっさと旧来のやり方に見切りをつけ、安心安全農業に積極的に肩入れをしてくるだろうから、大丈夫だろう」と楽観的な想像をするからである。この想像が当たれば、③の課題は解決して安堵できるのであるが……。

ここで、課題②の残りの、

「安心安全農業で農家の生活がやってゆけるには、どうしたら良いか」

について考えてみたい。

ほしい生産者と消費者を結び付ける役割

第6章で私は、八幡平市（旧松尾村）にあった、「いち倶楽部」という、現在は解散しているけれど、当時、有機、無農薬栽培の農業生産物を都会の消費者（会員）へ定期的に届けていた生産者のことを簡単に紹介した。

２０００年の初め頃、夫がそこでアルバイトをしてお世話になっていた関係で、知っていたのだが、そこでは生産者と消費者が密接に結びつき、収穫した季節の生産物（その中には近くの農家へ委託して作ってもらっていた加工品も含まれていた）を、都会の消費者に送って喜ばれていたのを思い出す。

「いち倶楽部」で働いていた人々の生活は、それもあって、成り立っていたのである。

また、第7章で紹介した花巻市の篤農家、高橋泰輔さんは個人的にだが、口コミで各地の消費者と直接結びついて、生産した米や味噌・野菜等を販売して生活を成り立たせている。

その際の重要なポイントは、生産者の「姿勢」であるのは言うまでもない。信頼される人柄が作る信頼される生産物、それは人から人へ確実に伝わってゆく。生産者の根本にあるのは「真面目さ・誠実さ」である。それが売りにつながっている良い例だと思う。

良い物を作って、それを求める消費者と直接結びつき、中間経費を省いて生活を成り立たせている農家は、探せば案外多いと思う。

とはいえ、農家がせっかく良い物を作っても、それを喜んで受け入れてくれる消費者とうまく結びつけられないことには、大部分の農家の生活は成り立たないのだから、両者の媒介の一つとして、「口コミ」の他に、インターネットを使って販売するのも時代に合ったやり方だと思う。

ネット販売だと、店舗を構える必要はないし、広告宣伝はネット上で行えるので、経費も少なくて済む。実際、岩手でも、ネットを通して自分が作った物を販売している人は着実に増えている。

また、個人ばかりでなく、生産者と加工者、消費者の中間

に立って、彼らを結び付け、インターネット上の店舗で販売する役割を担っている人も増加している。時代のニーズにも合っているそれらの傾向は、今後も増え続けると思う。時代は確実にその方向に動いているのだから、必要なのは、意気込みと努力である。

では、意気込みと努力があれば農業は儲《もう》かるのか？と聞かれると、ちょっと困る気もする。

なぜなら、農業は、派手に儲けよう、あるいはうんと儲かりたいと望む人には不向きな感じがするからである。

というのは、農業は、基本的には直接、人の命に関わる食料を生産する「業《ぎょう》」だからである。

「業」という言葉は「なりわい」とも読めるし、辞書を引くと、普通に理解されている「世渡りの仕事」つまり、「生活するための仕事」という意味でもあるけれど、『生業《せいぎょう》』つまり、五穀が生《な》るように務める技。農作。生産の業。またその作物」という意味もあり、『日本書紀』の崇神《すじん》紀（崇神天皇は歴代第10代目の天皇とされている）には、

「農《なりわい》は天下の大きなる本なり。民がこれをたのみに生きているものだ」ともある。

遙か大昔から農業は、そのように、他とは異なる、民に頼みとされている尊い業なのだと言われているのである。

だから、農業に携わる人は、それを誇りに思い、経済的に只、「儲かるか」、「儲けられるか」という観点のみから農業を見ずに、使命感を持って勤しんで欲しいと願うのである。

世の人の命を守る、という心意気で農業に勤しむならば、必ず、自らや家族の生活（命）も守られて行くはずだ。天はそのような人を決して見捨てることはないと私は信じている。

さて、次の課題である。

④ ポストハーベストや、インバウンド（訪日外国人客）対策を安心安全と美味しさの両立をどう図るか？

まずはポストハーベストの問題から。

食糧とエネルギーだけは自給自足をめざしたい

ポストハーベストとは、簡単に言えば、ハーベストは収穫という意味であるから、プレ（収穫前）の農薬処理に対し、「ポスト（収穫後）の農産物の農薬処理のことである。防虫・防カビ・防腐等のために法律上、行われている」ことを指しているが、残留農薬の危険性が指摘されている。

例えば、船で輸入食糧品を運ぶ場合、長期間船内に貯蔵した形で運ばねばならないから、前述のようなポストハーベストが必要になるのである。

残留農薬の危険性が指摘されているにもかかわらず、なぜ、それが余り問題視されないのだろうか？　価格が安いからだろうか？　貿易のバランスを取る上で、止むを得ない輸入品だからなのだろうか？

少なくとも、残留農薬が問題になるような、穀物（米、小麦、大豆）・野菜・果物等に限っては、国産で賄《まかな》えるようにすべきではないかと思うが、いかがだろうか。

残念ながら、現今、わが国はエネルギー及び、食料を輸入に頼っている部分が多い。輸入食糧品のおかげで、世界各国の珍味や、贅沢な物も口にできているのも事実である。

しかし、また、食糧（エネルギーも）は、第6章でも触れたように、「いざというときに武器になり得る」のでもあるから、これも真剣に考えるべき問題だと思う。

カロリーベース(*)で輸入食糧に39％（2013年農水省発表）も頼っている日本は、対外的に甘い国家なのではないか、とよく指摘されている。いざ戦争が起きたら、他国はおそらく自分の国を守るために日本国民の食糧供給まで手が回らないのではないだろうか、という危惧である。

日本が方針を変えて、大部分の食糧を自国で賄えるようにしないと、これはいつまで経ってもつきまとう不安である。

その辺を国はどう考えているのか、というより、私たち一人ひとりがどう考えていったらよいのか、それが問われていると思う。

（＊）カロリーベースとは、一年間に国民が消費する食べ物を、カロリー（熱量）に換算し、国産農産物でどれだけまかなえるのかを示すのに使われている言葉。第5章も参照されたい。

次に考えたいのは、最近新聞紙上等に良く出ているインバウンド（訪日外国人客）対策をどうするかである。それと、安心安全と美味しさの両立はどう図ったら良いかが課題である。

何をもって「おもてなし」をするか

国策として、外国からの観光客を増やそうという動きの中で、こんな言葉が外国人客から囁《ささや》かれているという。

「日本の野菜は農薬がいっぱいかかっているから、食べてはいけない」

これにはショックを受けた。直接外人から聞いたわけではないが、どうやら本当のことらしいので、彼らの勝手な発言だと軽々に退けてはいけないと思う。

思い出していただきたい。

第6章で述べた、「世界の有機農業面積国別ランキング・推移」の統計の中で、2015年当時、スイスが40位で、日本はなんと85位だったことを。

日本へ訪れる外国人客は、日本の大多数の農家が慣行農法で作付けしているのを、なんとなく、ではなく、実は、よく知っているので、そんな言葉が出ているのではないだろうか。

東京では最近、オーガニック（有機栽培）の野菜料理を求める外国人客が非常に多いという情報を、私はテレビで観たことがある。

日本がインバウンドを増やし、外貨を稼ごうというのなら、何をもって「おもてなし」をするかの認識を新たにすべきだと思う。

地理的には小国の日本である。だから、世界の公園として、観光立国をめざすのはいいと思う。

外国人客に、美しい風景を楽しんでもらい、神社仏閣や有名建造物、あるいは美術館や博物館へ案内するのも良いだろうし、高度な製造技術に触れてもらったり、アニメを漁《あさ》り、便利な電化製品を買ってもらったりするのもいい。

子ども連れならば、遊園地や行楽地、海・山の大自然の中で思いっきり遊んでもらえよう。興味があれば、茶道・華道・書道等の体験や、日本式旅館を経験したり、温泉で長旅の疲れを癒してもらったりするのもお薦めだ。

けれども、なにより大切なのは、心からの笑顔と、通じ合える言葉と、安心安全かつ、美味しい料理でもてなされることではないだろうか。

観光国家として名立たる、かのフランスは、同時に農業の盛んな国としても、つとに有名である。

聞くところによると、フランスを訪れる観光客は、地方へ行って、地方独特の郷土料理を楽しむそうである。それが、「一番美味しいものを、美味しく食べられる昔からのやりかただから」だという。

それに対し、ちょっと前までの日本では、一番美味しいものは何でも、東京の大市場へ送られてしまい、産地では残り物で間に合わせるような傾向があったようである。

それでは拙い。

最近は、嬉しいことに、地方へ行って、そこの産物でできた独特の郷土食を味わうのが一番美味しい、と言っている人も多くなってきたようだ。

そこで今後、訪日外人客から益々求められるのが、安心安全が先に来て、同時に、というと矛盾しているようだが、「美味しい！」とも言ってもらえる郷土食をめざすことではなかろうか、と思う。

日本人が知恵をふるって色々工夫すれば、美味しいものはいくらでもできるはずだ。

外国人ばかりでなく、もちろん、日本人に安心安全なものを食べてもらうのが第一の課題ではあるけれど、せっかく日本を訪れてくれる外国からのお客様に、永続的に日本を楽しんでもらうためには、日本の農業が何よりも安心安全を目指して転換して行かなければならないと思うのである。

安心安全と美味しさが必ずしも両立しないのも分かっている。人それぞれ味覚が異なり、万人が美味しいと感じる食べ物はないだろうから。それはそうだとは思うけれど、私には、安心安全な作物は、とても美味しいのが分かっている。

それは多くの人々の証言もあるから確かである。

農業が良い方に変われば、美味しいものが増えるのは確実なのだから、安心安全農業をみんなで目指したいものである。

次に、この章の最後の課題、

⑤安心安全農業の普及が遅くて、国民全体を養えない現状をどうするか。言い変えれば、国民全部に安全な食べ物が早く行き渡るにはどうしたら良いか？

に移りたいと思う。

この課題へのヒントとして、次章を準備したので、まずは認識を共有していただけるとありがたい。

第16章　有機物の堆肥化を促進する

第16章　有機物の堆肥化を促進する

土作り応援設備のハザカプラント

早急かつ大規模に安心安全な土作りをする方法について、私はここで、「ハザカプラント」という設備を紹介したい。

同プラントについて私は、2000年の始め頃、インターネットサイトの〝まぐまぐ〟というマガジンに、このレポートと同じタイトル「八幡平レポート・命を守る農業」という連載をしていた中で、紹介したことがあった。

それは、通常は、完熟の堆肥になるまで数ヶ月ないしは数年かかる有機廃棄物を、わずか25日という短期間でスピード堆肥処理化し、できた堆肥はどんな土にも入れられて、土壌改良が非常にダイナミックにできるという、すぐれものの堆肥作りの設備である。

そのような設備の導入を個々の企業に任せるのではなく、国や市町村が補助金を出すなど、行政のバックアップがあれば、日本中に普及が加速し、有機栽培の農産物の大量生産が可能になるはずである。そうなれば、多くの国民に安心安全の野菜や果物を早く供給できる見通しが立つと思うのであるが、いかがだろうか。

同プラントが生産する堆肥の原料は、有機廃棄物（人間のし尿を始め、家畜、家禽の廃棄物、家庭の生ゴミから草木、食品製造業の廃棄物、水産廃棄物等）、有機物であれば何でもOKだという。

であるからには、原料の供給は無限に可能で、環境的にも完全にリサイクルになるので、相当に役に立つ設備だと思うが、いかがだろうか。

「ハザカプラント」を考案したのは、宮城県柴田郡村田町在住、㈱県南衛星工業社長の葉坂勝《はざかまさる》さん（1947年宮城県出身）という人である。

〝まぐまぐ〟に紹介してから20年近くが経過している。現在、ハザカプラントはどうなっているか、ネットサイトで見たところ、開発者の葉坂勝さんに次の著書があるのが分かったので、早速求めて読んでみた。

『究極の生ゴミ革命・バクテリアを呼ぶ男』葉坂勝著（地湧社）

右の書はすでに1998年1月に初版が出ていた。バクテリアとは細菌のことである。

一読し、同プラントの開発のいきさつや苦労がよく分かり、どんな設備であるかの理解も深められた。

多くの著名人に推薦されているハザカプラント

私がハザカプラントを知ったのは、今は故人の、深野一幸工学博士の著書『文明大転換』（徳間書店）を通してである。

ハザカプラントは、その深野先生を始め、中島農法の中島常允《とどむ》博士（第13章で紹介）、土壌物理学の八幡敏雄先生、醗酵学の小泉武夫先生（農学博士で文筆家）等々、その方面では大変著名な方々に理解、推奨されている。

以下、前記の『バクテリアを呼ぶ男』から概略転載して、ハザカプラントとはどんな設備かを具体的に紹介させていただく。

醗酵槽（底から空気が入る）一レーンは幅3m、深さ2m、長さ100m。容量は600㎥。それが2レーンずつ、それぞれに一日に2往復する移動式撹拌機が付き、かまぼこ型のビニールハウスの中に設置されている。

レーンの中では、色々な種類のバクテリアが自然の摂理に従って有機物を発酵分解し、それが順に奥へと移動させられ、25日後には完熟堆肥になって押し出されてくるという仕組みである。

有機廃棄物を投入した後の作業は設備の電源スイッチを押せばいいだけで、気になる臭いはほとんど無いとのことである。

設備費は有機廃棄物トン当たり2000円（1998年当時）と、格段に安く、処理能力を増やすには、プラントの棟数を増やせばいいそうだ。

日本各地に広がっているハザカプラント

同プラントの現状についても、ネットで調べられたので、紹介させていただく。

2012年（平成24年）11月現在、ハザカプラントは本社のある宮城県を始め、日本全国15ヶ所に設備の建設実績を持ち、各地区それぞれ一般の企業が鋭意操業を進めている。

処理の対象になっている有機資材は有機廃棄物全般を処理している所、鶏糞の所、牛糞・水産物の所、脱水汚泥処理の所等々、それぞれの処理対象は異なるものの、今後同設備の普及は加速するものと思われる。

同プラントは日本国内・米国・オーストラリア・ニュージランド・インドネシア各国で「有機性排出物の発酵処理法」という特許を取得しており、2013年（平成25年）にはインドネシア大学他から研修生を受け入れている。

特に、ゴミ処理問題に悩んでいる東南アジアの国々には、ハザカプラントは強力な解決策として歓迎されるものと思われる。

バクテリアの力を借りて、命のリサイクルを大規模に行ってくれるハザカプラントのような仕組みが海外のみならず、どんどん日本中に広まれば、⑤の課題、

「全国民を養える安心安全農業が、どうすれば早急に実現するか」

に答えられるのではないのかと、私は思ってしまうのであるが、いかがだろうか。

最近は私の地元の新聞紙上にも、有機農業や、無農薬農業に関係している農業者の話題が以前よりずっと多く取り上げられている感じがするので、安心安全農業普及の機運は高まりつつあると感じられる。

有機農業は確かに手間がかかり、大変だから、私たちの大

部分、つまり消費者が、そのような生産者をみんなで応援する側に立つことくらいはできるのではないかと思う。

私たちの命を健やかにつないでくれるのは、安心安全の農産物なのだから。少しでも安心安全に近い農産物を大量に早急に生産できる方策として、ハザカプラントのような仕組みを持っているものの導入を市町村が積極的に取り入れてくれないものだろうかと思うのである。

生ごみリサイクル（スイスの場合）

前記のハザカプラントのような処理設備は畜産・水産業の廃棄物等が大量に処理でき、リサイクルできるので、とても有効な設備だと思う。その一方で、一般家庭の生ゴミはどう処理されているかというと、大体、他のゴミとともに焼却場で処理されて消えているのが大部分だと思う。

それで、次は、私たち消費者が家庭でできる生ゴミのリサイクルに焦点を当ててみたい。

近年、生ごみをきれいに処理でき、堆肥用にも使える、ということで、主に都会で普及しているものに電動式生ゴミ処理機というのがある。それには各種あり、目的や使い勝手や予算、電気代などの維持費等を考慮すれば購入できると思うけれど、地方の場合、家庭生ゴミは、畑や庭に設置した堆肥（コンポスト）作り容器に投げ入れて堆肥化を図っている家が多いのではないだろうか。

それだと、臭いを防ぐためにゴミ投入ごとに土を掛ける手間が掛かり、日数も掛かるけれど、堆肥化すれば家庭菜園の無化学肥料化に役立ってリサイクルできるのと、市町村のゴミの焼却量が減るという、両方のメリットがある。

でも、畑や庭の無い所では、生ゴミは、普通のゴミと一緒にゴミ収集車に処理場へ運んでもらうしかない。

それではもったいないと、大きな団地で住民が生ゴミを、団地わきの、かなり広い空き地に生ゴミ堆肥作り場を設けて家庭菜園や花壇用の堆肥を作って、リサイクルしている所を見学したことがある。

といっても、それは、日本ではなく、かつて訪問したスイスでのことである。首都ベルンの郊外の住宅街にある６００戸の団地の台所の生ゴミ処理の実態で、徹底したエコロジー志向の住民の姿にとても感心した。（スイスへ環境視察に行った話は第６章を参照されたい）

日本でも、ＥＭ菌等を使って生ゴミ処理をしている団地や町が紹介されている情報を以前見たことがあるけれど、同国は当時（１９９７年）、さすが環境先進国と言われていただけあって、訪問した団地では、１９８５年から主婦たちのアイディアで、６００世帯の生ゴミ処理が始まったという。

そこで私が見たものは、と言うより、一緒に行った仲間で、Ｔさん（八幡平市〈旧松尾村〉在住）という、園芸大好きの主婦がそこの見聞を記録する係だったので、当時の記録を参考にさせてもらいながら振り返ってみたい。

私たちが行ったとき、ちょうど住民の、中年と思しき男性が一人、処理場になっている空き地へやってきた。

　男性は、入り口近くにある直径９０㎝、高さ１２０㎝くらいの生ゴミ入れに、小さなバケツに入れて持参してきた自分の家の生ゴミを空けていた。

　その後、その人は、バケツにこびりついている生ゴミも、設置してある専用のヘラを使ってきれいに掻き出して生ゴミ入れに入れると、傍にある水道で、バケツとヘラをブラシできれいに洗い、帰ろうとした。

　その人のすることを、私たちが大勢で見守っていたため、不審に思われたらいけないと、現地の案内の婦人が進み出て、彼に私たちのことを説明してくれたようである。

　ようである、というのは、スイスで通用しているのは英語・フランス語・ドイツ語に加え、ロマンシュ語という、４種類の言語だそうであるが、ベルンはフランスに近いので、フランス語か、あるいはドイツ語だったのかもしれない。が、とにかく、私たちには分からない言葉で早口に説明していた。と、その人はうなずき、「分かったよ。スイスを楽しんでね」というような微笑みを残して立ち去った。

　その生ゴミ入れは、全体がしっかりした細かい目の金網でできて蓋がついており、周りを、空気は通すが、水は通さないヨシズのような資材で囲んであるため、風通しは良いのだとのこと。底部分は、生ゴミから出た余分な水分が土にしみ込むように地面に直に置かれていた。

　生ゴミは、一グループ４～５人の当番制で、毎週土曜日にすぐ近くの堆肥作りの場所に空けられ、畝《うね》にして、その上に、空気は通すが水は通さない特別なシートをかぶせて終わる。作業が終わったら当番は当番表に時間・仕事内容を記入して解散する。

　堆肥の元になる材料は、各世帯の台所から出る生ゴミの他に、刈って干した草・落ち葉・地元の木工所から出る木のチップ・木の枝（大枝は街が回って機械で切ってくれる）に、ＰＨ《ペーハー》調整用の石粉が混ぜられている。

　木の枝が混じると、空気が入り、土着の微生物が活動し易いそうだ。できあがった堆肥に交じっている木の枝は微生物が沢山付いているので、ふるい分けて新しい生ゴミの畝に混ぜるということであった。

　堆肥の畝は手前から奥に４ヶ所。一畝が１０ｍくらいの長さだった。それぞれの堆肥は一年に４回、町から貸し出される機械で切り返され、完熟した堆肥の畝は、順に住民が使用して野菜作りや花作りに用い、生ゴミのリサイクルが完全にできていた。

　このようなやり方は、町なかの団地や集合住宅街で、しかも、すぐ近くに堆肥を作れる空き地がある所では、住民にやる気さえあれば実施できそうな感じがした。

　そこの堆肥作りを始めた女性で、私たちの案内もしてくれたジェンヌさんは、赤いセーターに長靴を履き、すっきりとまとめた銀髪の耳には、太陽と月が対《つい》になっているイヤリングが揺れている。

　この堆肥作りに頑張った人には、彼女特製のメダルをプレゼントしているそうで、

「そのメダルを付けてグループみんなで食事に行くの。とても楽しいわ。この堆肥作りをやっているうちに、人種・年齢を超えて、沢山の人と交流できたことも、やって良かったことの一つよ」

と、瞳をキラキラさせながら話してくれたのを思い出す。

　生ごみの堆肥作りと聞くと、なんとなく大変で、頑張らないとできないのではないかというイメージがあったが、そこで私たちが受けた印象は全く違い、自分のできることを無理なく楽しんでやっている、そんな印象を受けたのである。

　視察の途中、あちこちの庭に置いてある生ゴミ入れのコンポスト容器を見かけた。丸い金属の網で囲ってあったり、四角い木で囲ってあったりと、大きさも形も様々で、スイスの人たちの意識の高さと工夫を実感させられた。

行政のバックアップで進む堆肥化（スイスの場合）

　スイスでは、ベルン郊外の他に、人口一万人のミンジンガンという村で実施している堆肥作りを見た。

　同行してくれた女性の村長さん直々の案内で行った畑には、道路際に巨大な堆肥の畝が横たわっていた。

　そこでは、堆肥一トンにつき、１６０フラン（当時の日本円で約１４４００円）、村の補助が受けられ、そこと隣村との庭から出る草花の残渣・木の枝を市のトラックで集め、細かく切断してから、堆肥を使う畑に配り、そこで堆肥化していた。

　広い畑の両側に盛り上げられている大きな堆肥畝の長さはざっと１５０ｍくらいあったろうか。

　ここでも、水は通さないが空気は通すシートが堆肥の上に掛けられていた。畑の所有者がシートの一部を開け、温度計を差し込んで見せてくれたが、６５度もあり、白い湯気が立っていた。

　そのような高温で、堆肥に混ざっている草の種は発芽できなくなり、３ヶ月間に１０回行う切り返しで、畑で使用できるようになるそうだ。

　切り返しの際は、切り返しをする機械（一台約１５０万円）と、水を散布するタンク車が一緒になって仕事をする。タンクの水は、牛の尿を薄めたもので、窒素分の補給になるとのことで、これが堆肥作りのポイントだとのこと。

　その機械のすごさは、作業前後で堆肥の畝が全然乱れていないことであった。目の前で見ていなければ、切り返しをしたかどうかわからないくらいうまく切り返しをしていたのには驚いた。

　堆肥はできあがると、始めの庭ゴミの量の３分の１の嵩《かさ》になり、畑一ha（ヘクタール）当たり、３０㎥（立方メートル）使うのが適量とのことであった。それで作物の免疫力が高まり、土中の養分バランスが良くなるという。堆肥に牛糞を混ぜる人もいるそうであった。

　また、堆肥を使う畑は住民の相談で決めると聞いた。

　合計２ヶ所での堆肥作りを通して感じたのは、スイス国民

のリサイクル意識の高さと、行政のバックアップが盛んなことである。ことに、ミンジンガンは、「自転車の街」としても有名であり、村内に250ヶ所も駐輪場を設けているのに見てもうかがえたように、いかに住民が環境に配慮しているか、村民の意識の表れがそこにも顕著に表れていると痛感したのである。

その、環境問題では先端を行っていたはずのスイスが、第6章でも述べたように、「世界の有機農業面積国別ランキング推移」統計によると、2015年10月に世界40位。日本は85位であった。

上位にランクしている国々が一体どんなことをしてスイスを追い抜いて行ったのか、気になるところではあるが、スイスが遅れ、日本はさらにずっと遅れて、先進国の後塵を拝しているのだけは確かである。

第１７章　安心安全な農業への道

第17章　安心安全な農業への道

理想と現実

さて、安心安全な農業がいかに大切であるかがよく分かってきた。——と共感してくださる人が多いと嬉しい、と思いながら書き進めてきた。

ここではまず、第6章「安全な食べ物作りをめざす」中の、「今村奈良臣さん提唱の農業の第六次産業化」という項目のところで、今村さんが語っている言葉を再録する必要がある。

今村さんはこう言っている。

「日本の農政を考える立場からは、有機農業だけでは（まだ）、ほんの少数の人口しか養えないので、理想は分かるが、全国民を飢えさせるわけにはいかない」

（　）内は筆者補足。

というジレンマを抱えているということだ。

それはつまり、「今の日本の現状では、急激に全農地を無農薬や減農薬栽培、あるいは無化学肥料の農業に切り替えるのはとても難しい」と言っているのだと思う。

なるほど、その通りであろう。急激に理想の農業に切り替えるとどうなるか、第10章「自然農法実践の巨人たち」の中で紹介した4人の方々の例を見れば分かる。

周囲の誤解、無理解、蔑《さげす》み、また、貧窮等々の試練に耐えながら、遂には成功へ至るとしても、それまでには、非常に時間が掛る場合が多い。だから、そのような困難なやりかたを全農家に薦めるわけにはいかない。

かといって、安心安全の理想は諦めるわけにはゆかないから、そのジレンマをどうしたら良いかを考えるのが、この章の課題である。

なぜ理想を諦めるわけにはいかないかというと、繰り返すが、早く安心安全の農業を実施していかないと、農薬散布で広がる毒性の空気、また化学合成肥料を撒いた土から発散する空気で、病気になってしまう農民が後を絶たないからだ。

農薬等で苦しむのはもちろん、農民だけではない。慣行農法で作られた農産物を食べ続けている消費者が、やがて病気になり、今度は医薬に頼らねばならなくなってしまうからだ。

慣行農法で作られた農産物を食べ続けていると、当座の腹は満たされるから、ともかく命を繋ぐことはできる。

でも、望ましくない物質が長期間、身体に蓄積される結果、知らないうちに体が蝕まれ、病巣ができてそれが進行し、気が付いたときには手遅れになっているケースがあまりにも多い現状を見るにつけ、安心安全の農業を早く推進しなければならない、と、痛切に思うのである。

経済優先で化学農薬や化学合成肥料を使い続けるか、それとも、長い目で見た命を守るために、安心安全農業に切り替えてゆくか、日本農業は今、正念場を迎えていると思う。

それでは理想と現実のジレンマを、具体的にはどうしたら解決できるだろうか？

すでに安心安全に目覚めた篤農家が漸増してゆくのを頼む以外に、方法はないものだろうか？　もっと早く、全体が安心安全な農業に切り替えられる効果的なやり方はないものだろうか？

　このレポートでは、各所でそのやり方を示唆してきたつもりであるけれど、最終の次の章では、それらのまとめ、も兼ねて記してゆく。

まず、「土の履歴」を知ること

　ここまで読み進めてきてくださった読者の中には、「土の履歴」と言えば、「ほほー、そうきたか、なるほど」とうなずいてくださる方もおられるのではないだろうか。

　その通り、人には人の履歴というものがあり、土には当然の如く、土の履歴というものがある。

「土の履歴を知れば、安心安全のために、その土壌に何をしたら良いかが自ずと浮かんで来る……」

　とは、第8章「篤農家へのインタビュー」その①でご紹介した岩手県花巻市の横田幸介さん（８０歳）の言葉である。

　こちらにはそんな言葉、全然浮かんでこない。農業の玄人と素人の違いだから仕方がないけれど。

「土の履歴」という言葉は初めて聞いた。

　多分、横田さんの造語だと感じられるその意味は、つまり、土の履歴を知らずに良い土作りは始められない、ということのようだ。

　横田さん曰く、「農家の方々は、自分の所有している田畑の土のことはよく知っているだろうとは思うけれど、もし知らなければ、まずそれを知ることが大切だ。土地の気候風土・土壌の組成、今までその土地に何をどのくらい施してきたかを振り返って、初めて、安心安全な土作りが始められる」と。

　加えて、「元々のその土地に適した作物というものがあれば、それを作った方が、成功率が高いし、投資経費も安くつくというのは言うまでもないから、そういう点も加味すると、自分の所の『土の履歴』、これをまず認識して始めることが肝要だね」というのだ。

「よし分かった。じゃ、先ず、おらほの土地はどんな塩梅《あんべえ》か、調べてみようかいな」

　という気になったら、めでたい。調べるには色々な方法があるとは思うけれど、一般的には土壌分析を行っている検査機関が種々あるから、インターネット等で検索したり、近くの認定機関を探したりして相談すれば、やってもらえるので、一度は相談してみられると良いと思う。

　検査費用は機関によって、また、調べて貰う内容によって異なるとは思うけれど、相談する際には、それまでに自分が田畑に施してきた化学合成肥料、あるいは有機肥料などの量や、どのくらいの期間投入してきたか、などを、ざっとで良いから伝えておくのも良いかと思う。

　手前味噌になるけれど、その土壌が、「肝心の人間の健康にとって安心安全なものかどうかの目安」を知るには、土を少々持参して、健考館の波動測定士に検査を頼むのもいいですよ。

「ほとんどの結果がその場で出るし、料金もリーズナブル（手頃）だからね」とは、それも横田さんが言っていることですからね（笑）。

本レポートで筆者は、人間の健康に良い、あるいは健康を増進してくれる農産物は、どうして見分けるか、その目安を知る上で、波動機器による測定が簡便で分かり易いものの一つであることをずっと伝えてきた。

そのわけは、

波動測定によると、その農産物が、どんな農法で作られていようと、**「中身が健康に良いかどうか」**が一目瞭然で示されるからである。

従って、**「農法にこだわり過ぎず」**、安心安全かどうかを知るための手段の一つとして、波動機器を大いに活用すれば良いと思っているのである。

大まかには、田畑の土を波動測定すると、化学農薬、化学合成肥料を使用する慣行農法で生産された農産物は、おしなべて、それらを使用しないで作られたものよりは、健康に資する度合いがかなり低い、という数値が出ている。

つまり、それらの食材で作られたものを長期的に食べ続けていると、健康を損ねてしまう割合が高いのである。

もちろん、「土の履歴」、つまり、資材を土に投入した期間や、使用量の多寡《たか》、また、種類などによっても、異なる結果が出るのは言うまでもないけれど。

その理由については、第５章で述べている。

それでは、化学農薬や化学合成肥料を使用せず、有機農業で作られた生産物の安全性についてはどうだろう。

波動測定士の夫が言うのには、有機農業による生産物の波動数値にも、ピンからキリがあり、作物に投入する有機資材の種類や熟成度、あるいは作る人の心構えまで反映されてしまうのが見える、というのだから、面白い。

と言うより、恐ろしい、と言った方がいいだろうか。だから、安易に有機農業だから良いとか、悪い、とかの判断はしない方が良い、ということである。

それと、ご存知のように、私たちを取り巻いている環境は、すでに昔の環境とは大きく異なっているので、どんなやり方で農業をするにしても、その点も考慮に入れて、対策を考えなければならないということである。

工業化や車社会による汚染に、現代の慣行農法による汚染も周辺に広がっているし、その上、放射能による汚染まで加わっているのだから。

ゆえに、早急に安心安全の農業に転換して行かねばならないのだと、認識していただきたいのである。

さて、種々やって、自分の土地の田畑がどんな土壌組成か分かったら、次にするのは、「何を作ったらいいか、どんなやり方をしたら、より安心安全な土壌に近づくか、を知る、それが肝心だ」

とは、これも横田さんのアドバイスである。経済的にも困らないでやっていける具体的なやりかたもアドバイスしてもらっているので、次の「まとめ」の中で、記すことにする。

まとめ

まとめ

このレポートの目的は、安心安全の農業、つまり、私たちの「命を守ってくれる農業」について考え、書くことであった。まとめに当たって、典型的な安心安全な農業のやり方について簡単に復習するので、読者にも一緒に考えていただきたい。そして、自分ならどういう農業をしたいか、選ぶ目で読んでもらいたいと思うのである。

さて、まず、本レポートの最初の方で取り上げた有機農業について振り返ってみよう。

有機農業で参考にしたいのは、第8章「篤農家へのインタビュー」その②で紹介した花巻市の高橋泰輔《たいすけ》さんである。

高橋さんのやり方を簡単に振り返ってみたい。

安心安全の農業に切り替える工夫その①～⑤

その①　ボカシ大量投与型

高橋さんのやり方を簡単に言うと、有機農業といっても、落ち葉や生ゴミなどの有機物は使用していない。代わりに、大量にボカシ(*)作りをして、それを自分の田畑に投入して良い土作りに成功しているのである。

その結果、みごとに群を抜いた高波動の作物ができ、それらが口コミでつながった消費者に喜ばれ、高橋さんの生活も成り立たせている。と言っても、初めの土が、ものすごく悪かったから、改良するのに8年くらいは頑張らねばならなかったそうだが。

高橋さんの場合は、自分の土地に、人間の健康にとって危険な重金属が大量に入っているのを知らずに農業に取り組んだといういきさつ（第8章）がある。

過去のことを調べて初めて、「土の履歴」が分かり、それも、波動測定数値で極端に健康に悪い土であると示されて、とても驚いたという。

それが分かったといっても、自分の土地だから、田畑を他人に売ることはおろか、取り替えてもらうこともできないので、自力で健康な土に変えて行かざるを得なかった。

また、全農地を草ボウボウにしたり、土壌改良に役立つと言われているライ麦などを蒔いて、土地が良くなるのを待っていたりするような気長なことも生活上、できなかった。

従って、早く土の改良をしなければと、大量のボカシを自分で工夫して作り、これ以上ないほど丁寧なやりかたで、それを必要なときに田畑に継続投入している。それによって、土壌はますます改良され、できた作物が家族や消費者に非常に喜ばれて健康に役立っているのである。

（＊）「ボカシ」または「ボカシ作り」に関しては、第7、第9、及び第11章を参照していただきたい）

また、米作りについては、早苗のときに一回だけ、除草剤散布をしているというから、完全無農薬ではなく、減農薬だと本人は言っている。それにも関わらず、できたお米は、波動測定では抜群の健康に良い数値を示しているので、そのお米を食べて健康を回復した人が多くいるというのもうなずけるのである。

――ということは、高橋さんの田んぼの土壌は、1回くらいの農薬散布ではびくともしないほど、超健康な土になっているということではないだろうか。

そう、夫に尋ねたら、

「その通り」

と簡潔に答えてくれた。

男というものは、口数が少ないのが良い、と思い込んでいるような返答ぶりではあるが、用は足りたのだから、よし、としよう。

人によっては、「男というものは」のところで、引っかかるかもしれないが、それはさておき、

「土作りさえできていれば、農薬をかけてもいいんだ。見かけは大事だし、売れるからなあ」

と短絡される方が出て来るかもしれない。それではいけないから、

「それは拙いですよ。本末転倒です。土作りをしっかりやって、最終的には虫害に負けない丈夫な作物を作ることが肝心なんです。だから、どうぞ安心安全農業をめざして頑張ってください」

と申し上げておこう。

その②　大規模有機化型

有機農業については、生ゴミの種類は問わず、どんな有機物も堆肥化して、大規模な面積の農場を、早急に有機農業に切り替えられる可能性のあるやり方も紹介してきた。

その一つが、この章の直前の、第16章で、「有機物の堆肥化を促進する」として書いた、ハザカプラントのやり方である。同プラントでは、慣行農法で使用された化学農薬や、化学合成肥料が浸み込んでいる土を急速に、安価で、しかも大規模に切り替えられるという。

同プラントのようなやり方が日本全土で採用されれば、ほとんどの有機物が短期間に有機資材に変換できる可能性があるから、完全ではなくても、とりあえずは安心安全の農業に一歩も二歩も近づける手段の一つではないかと思うのである。

現代は飽食の時代で、有機物はいくらでも出ている。ところが、各家庭で出る生ゴミを堆肥化するのには限界がある。それらを一挙にリサイクルすることができ、土壌改良ができるのだから、ハザカプラントのやり方は一石二鳥だと思う。全国民を飢えさせないで、かつ、今よりは、少しでも安心安全の農業に切り替えられる方法として、同プラントの活用を考えるのはいかがだろうか。

その③　休耕地活用型

何らかの事情で農業を休んでいる休耕地を活用する。それが三番目に提案するやりかたである。

先述のように、休耕地は再び開墾するのが大変だけれど、機械化が発達している今日では、昔ほどの労力はかからない

かもしれない。

――と言うと、「机上で農業をやっている気分になっているあなた（筆者のこと）に、何が分かるというのか。汗水たらして開墾作業をやってみてから言ってほしいワ」

と非難されそうである。

ま、それはご勘弁いただくとして、休耕地、または新たに開墾される土地は、安心安全農業に近づくには良いターゲットだと思う。

そういう土地では草木が何世代も生え変わって、自然の有機肥料が蓄えられていることが多いから、安心安全農業に近づくのが早いのである。

だから、そのような土地利用を国策としてどしどし推奨し、補助金を出すなどして援助を惜しまなければ、案外早く良い農地に切り替えられるのではないかと思う。もちろん、開墾した後は、安心安全な農業をやってゆくという条件付きで。

その④　自然順応型

四番目は、③とも関連している場合が多いが、自然順応のやり方である。

自然順応の農業のやり方については、第１０章「自然農法実践の巨人たち」の中で、４人の著名な実践者の例を挙げてきた。４人とは福岡正信さん、川口由一さん、岡田茂吉さん、木村秋則さん、の方々である。

その他にも、自然順応型の農業を行って成功しておられる著名な方々が沢山おられると思うが、ここで挙げていると、きりがないので、あえて以上の４人だけを紹介させていただいてきたのである。

自然順応型の農業と、一口にまとめて表現させてもらっているけれど、実際は、それぞれ創始者ごとに、微妙に、と言うか、それらの生産者に尋ねると、微妙どころか、大いに異なる見解、やり方でもってその提唱する農業をやっているようにも感じられ、戸惑うことも多い。

従って、個々の違いについて詳しく知りたい方は、情報を得る手段が今はいくらでもあるから、当たって調べてもらいたいと思う。

ただ、それぞれのやり方で大きく共通しているのが、なるべく不自然さを排して、安心安全を目指して実践している、という点にあるのは明確であり、筆者は、将来的には、自然順応型の農業はかなり普及してくると想像しているけれど、慣行農法をやり慣れてきた大多数の日本人にとっては、まだまだ理解しかねるやり方ではないかと思う。

それには、次のような理由が立ちはだかっているからだ。

例えば、

「化学農薬もかけず、化学合成肥料もやらないで、流通に耐えられる生産物を作るなんて、そりゃあ無理だよ。そんなことをしたら生活がやっていけないから。理想ばかり追わないで現実を見れば、慣行農法以外をやるわけにはいかないんだよ」と。

ところが、自然順応型の農業をやっている人は、それとはまったく反対に、こんなふうに言うのではなかろうか。

「金より命の方が大事だっていうことが分からない生産者のことは、分かるまで放っておくしかないね。安心安全の農業が緊急事だってことはよく分かるから、おいらは頑張ってそれをやっているんだけれど。

だども、おらほの土地には、生ゴミからできた有機資材やら、人工的に作られたボカシ肥料やらは入れたくないね。土地が汚れるから。

んだから、余計なお世話はしないでもらいたい。おいらは、１０年かかろうが、２０年かかろうが、あくまでも理想を貫いて、完全無農薬、無施肥でやっていくつもりなんだから。うちの土地は草ボウボウだって、笑われてもいいよ。時々刈ってそこへ置いておけば、土が肥えて来るから。そうすりゃあ、虫や鳥の天国になるし、それが人間にとっても、自然で安全だって証拠だから一向に構わん。作物は草たちと共生して一緒に育つし、家族にはそれを食べさせるからええんよ。そうすれば病気にもならんし、安心安全だからよぉ」


筆者の憶測だから、極端な言い方になっているかもしれない。自然順応型の農業によって安心安全な生産物ができるのはよく分かる。でもそれを実際に行うのは、想像しているより厳しいようだ。

全国の生産者にそれを実行してもらうには、彼らに多大な覚悟を要求せねばならないだろう。その覚悟を誰が、どうやってさせるのだろう？　させられるのだろう？

ならば、どうしたら良いか。

筆者はこう思うが、いかがだろうか？

例えば、自然順応型の農業を一挙にやろうと思うならば、やる人に次のような条件が整っていることが必要だと思う。
一、生活に長期間余裕があり、二、安心安全の農業に非常に関心を持っている。なおかつ、三、世間の批評を恐れず、結果が出るまで何年かかろうが諦めないでやり抜く覚悟がある。以上三つの条件全部が揃っている人で、家族の同意も得られる人、であれば、一家が困窮にあえがず、立派に安心安全の農業を実現し、健康も保てると思うが、いかがだろうか。
仮に、上記三条件が整っていなくても、「みんなの命を守るのは自分の使命だから、どんなに前途が険しくても自分は頑張る」と言う勇気ある方は、成功している先駆者の背中を見ながら、くじけず、邁進して行っていただきたい。

その⑤「折衷《せっちゅう》案」段階的改善型

あれまあ、こうなると、どのやり方をしたら良いのか、分からなくなってくる。そんな感じではないだろうか。

筆者も、すんなりまとめられずに苦慮している。

そこで、はったと思いついたのが、「折衷案」である。

そうだ、国民、いや、生産者それぞれに応じたやり方、というものがあるのではないか、と。

「国民」なんて、まるで政治家のような言い方をしている。大げさで恥ずかしいが、自分も含めてみんなの健康な生活を願うときには、やっぱりそんな言い方になってしまうのは仕様がないものね、と大目に見ていただこう。

工夫その⑤の具体的な提案として、次のようなことが考えられる。

「折衷案」とは、今まで挙げてきた工夫（ほかにも良さそうな方法があったら、それでOK）のうち、どれかを自分の田畑に取り入れてやってみるやり方である。

それも、田畑の全面積でやるのではなく、四分の一とか、三分の一の広さを使って試みにやってみる。残りの面積は変えないで、自信のある従来通りのやり方でやりながら、である。

そうすれば、リスクが少ないと思う。そのようなやり方で、めでたく安心安全の農業に自信がついたら、順次、残りの面積も切り変えて行けば、まず失敗はほとんど無く、家族を路頭に迷わせる危険も回避できるのではないだろうか。

そういうやり方については、すでに、第7章「篤農家へのインタビュー」その①で紹介した花巻市の横田幸介さんが次のように提案しているので、読み返してみてほしい。

「畑にゆとりがあったら、その三分の一は土作りに回し、他の三分の二で作物を作る。そうやって土ができたら、順に作物をつくっていくのが理想だし、効果的です」と。

横田さんはまた、

「農業はあわてないことが肝要だ。でも、良いと感じたら、ゆっくりでいいから、着実にやる。それが大切だよ。残念ながら、良いことを聞いても、その場だけで終わって、すぐ実行に移す人は僅《わず》かだけどね」

そう、苦笑しておられたっけ。

耳に痛い話である。

でも、あれこれできない言い訳をしているうちに、自分にも、家族の健康にも、陰りが見えてきたら、それがきっかけで、真剣になるかもしれない。でも、大事に至らないうちに家族の健康は自分で守ろう、と思うのが大切なのではないだろうか。

政治家に変わってもらうために、私たちが変わる

国民みんなが安心安全の農業による生産物を食べることができるようにするには、みんなの意識が変わるのが大事だけれど、実現を促進するには、私たちを代表して政治を預かってくれている人たちの認識が変わるのが、やはり望まれるのである。

つまり、「国民の命と財産を守る」ことに、政治家はもっと真剣になってほしい。政治家がリスクを回避したいために保守に走りたくなる気持ちも分からなくはないが、住民の幸せのために政治家になったのならば、果敢に現状を変えてゆく政策を打ち出してほしい。

安心安全の農業の推進のために、どしどし人材や資金を投入してもらいたい。

それには、私たち有権者が変わり、「人を健やかに生かす農産物をどんどん作る政策を進めていく」と、力強く公約してくれる政治家を選ぶことだ。

具体的には、今まで挙げて来た①〜⑤（この他にあれば、それらも入れて）の工夫を国民（住民）に提示して、それが実行で

きるよう、政策を練って議会に諮《はか》り、資金（つまり、国民が納めた税金）を投入してもらう。

　心ある政治家には、安心安全の農業実現のための勉強をしてもらい、視察などを積極的に行ってもらいたい。

　そうして、わが市、わが町、わが国に、大いに安心安全の農業を普及、促進してもらいたいと思う。

　一般の個々の人は、それぞれができるやり方で、安心安全の農業をバックアップしていけば良いと思う。私、筆者にできることは、こうして本にして発信することだから、共感してくれる人が出てきてくれたら、とても嬉しい。

　まとめになったかどうかわからないが、意のあるところを汲んでいただき、一人でも多くの人が「命を守る農業」に関心を持っていただけるよう願っている。

農業をやり易くするための工夫・八幡平市の場合

　本レポートも最後になり、安心安全の農業からは、ちょっとそれるが、余録として、右について2点ばかり紹介させていただく。

　農業は、地域によって環境が異なるから、やり易い方法を見つけ、改良できる部分はどんどん改良して進めるのが良いのは当たり前の話である。

　私の住んでいる八幡平市は、冬は寒く、夏になっても猛暑日の少ない所だから、春先の気温も低い。そこで、やりよい農業のために、次のような工夫がされている。

　一つは「温水路」であり、もう一つは「地熱利用」である。

「温水路」とは何か？

　手っ取り早く言うと、川の流れ方を人工的に変えて作られた、水を温める装置（流れが段々になっている箇所。落差工《らくさこう》というそうである。口絵⑫）のことである。

　それは何のための装置かというと、口絵に多少説明は付けたけれど、詳しくは松尾村（現八幡平市）の松川土地改良区が発行した「松川土地改良区のしおり」（平成10年3月発行）というのがあるので、そこの、「県営土地改良事業」という項目からそのまま引用させていただく。

「松川の流域は岩手山を主峰とし、黒倉山、三ツ石を経て八幡平に至る、いわゆる裏岩手の連邦に囲まれているため、夏季にまで及ぶ融雪の影響によって、その水温は極めて低く、水稲に著しい冷水害を与えていた。

　また、取水施設も自然取水、木工沈床(*)等の古い形で、度々流出し、多額の管理費を要していたことから、県営用排水改良事業松川地区として申請、水路改修を含めた受益面積約2,000ヘクタールが、昭和37年度に採択され、頭首工(*)及び温水路も含めた大規模な水路改修が昭和53年度まで実施された。（後略）」


（＊）木工沈床《もっこうちんしょう》とは、木枠を組んで石を詰めたもの。

（＊）頭首工《とうしゅこう》とは、河川などから用水路へ必要な灌漑水を取り入れるための施設。一般に、取水堰と取入口とから成っている。


ということである。普段使わない専門用語があるので分かりにくいかもしれないが、何のための装置かは分かっていただけたと思う。

この松川温水路の段々（落差工）は全部で７３段あるそうだ。このゆるやかな流れによって、大気への接触面を大きくして温められた水が、水稲の生育にどんなに役立っているか、全国的にも珍しい装置だと言われている。寒冷地における農業をやり易くするための工夫の一つである。

この温水路については、筆者と同じ八幡平市に住んでおられる畑謙吉《はたけんきち》さんからお聞きしたもので、前記の「松川土地改良区のしおり」も、口絵写真（⑫、⑬、⑭）も、畑さんから拝借し、巻頭を飾っていただいた。

八幡平市における、農業をやり易くするためのもう一つの工夫は、「地熱利用」である。（以下は主として、インターネットで市が発信している「地熱発電のふるさと八幡平市」と、「『地熱と馬で』安定生産　岩手県八幡平市の若手生産者」から収集したものの概略である）

地熱と言えば、温泉が最も有名であり、八幡平市には良い温泉場が沢山ある。その上、１９９６年に日本で初めて稼働を始めた、地熱発電所もある。

地熱は発電の他、様々な方面で利用されており、農業に関しても、例えば、特産のリンドウの育苗を始め、マッシュルームや他の野菜類の生産などにも利用されている。

八幡平は、冬期間は外気がマイナス１５度にもなるが、熱水のパイプを通したビニールハウス内は、プラス１５度近くあるので、冬場でも野菜作りができ、生産者は安定的に収入を得られるのがメリットだ。地熱利用は、寒冷地での農業がやり易い工夫の一つだから、近場に居て、それを活用できる農家にとっては、八幡平市は恵まれた地域だと思う。

日本が世界の癒《いや》しの地になるように

筆者の第一のふるさとは、小学〜高校まで過ごした神奈川県小田原市である。けれど、第二のふるさとになっている八幡平市は、口絵でもご覧いただいているように、とても風光明媚な観光地であるのは間違いない。

歌人の石川啄木が仰いだ岩手山（２０３８ｍ）が、間近に住民を見守っていてくれるように感じられ、その東側にはビルなどにはさえぎられずに優美な姫神山《ひめかみやま》（１１２４ｍ）が望める。西に目を向ければ、アスピーテ型（盾《たて》状火山）の八幡平（１６１３ｍ）が連なり、北東には七時雨山《ななしぐれやま》（１０６３ｍ）という、なにやら詩情を掻き立てられる山が控えている。

八幡平市は、青森・秋田・岩手の三県にまたがって北東北に位置している十和田八幡平国立公園（十和田湖周辺と八幡平周辺火山群を含めている）の南側に当たり、総面積８６２，２５平方キロメートル、人口約３万人の街である。

八幡平の頂上近くまで登れば、南東方向に早池峰山《はやちねさん》（１９１７ｍ）の頂きも遠望でき、それらの光景を含めた素晴らしい可能性を含めたパラダイスだと私は思っている。

但し、そこで供給される食材が、本当に胸を張って家族に

も、来客にも提供できるものであるならば、という条件付きではあるが。その条件が叶えば、文句なく、胸を張って、

「私の第二のふるさとは本当にいいところです」

と言える。

このレポートの冒頭にも述べたように、残念ながら、日本国中、ほとんど至る所、と言ってよいほど、私たちの健康にとって望ましい食材を供給できる体制がまだ整っていないのは事実である。

とても裕福な人たちだけがオーガニック食材や無農薬生産物を入手できるような日本ではいけないと思う。

多くの農村が、命の「質」を守れる、より高次の農業への転換を果たして、安心安全な生産物が市場を満たすとき、住民はみんな、心身ともに健全な生活を享受できるようになるだろう。そうなった暁《あかつき》、農村の景観の美しさは、いよいよ輝きを増してゆくだろう。

そのようになった岩手は、いや、岩手ばかりではなく、日本は、世界中の人々から、「緑のふるさと」として愛され、憧れの対象になり、喜んで集い、憩ってもらえる、「癒しの地」となることだろう。それを思うと、ワクワクしてくる。

岩手を愛し、日本を愛する私は、岩手が、いや、日本が、多くの人々を惹きつける、そういう所になることを願ってやまない。

農村が真底、きれいな場所に生まれ変わるとき、人もまた、その場所にふさわしい人に生まれ変われるだろう。

人として生まれ合わせたことが何と幸せなのだろう、と、だれもが心の底から思えるとき、この地上は楽園になるのではないだろうか。

はたして、それはいつになったら実現するだろう？

《参考資料等》

○マクガバン・レポート（正式には「アメリカ合衆国上院栄養問題特別委員会報告書」・1977年アメリカ合衆国発行）
○『こんなに使っていいかしら家庭にひそむ農薬』上村振作・山崎浩子共著（三省堂）
○『葬られた第二のマクガバン報告上中下巻ー動物タンパク神話の崩壊とチャイナ・プロジェクトー』（・コリン・キャンベル、トーマス・M・キャンベル共著・マツダ麻美子訳（グスコー出版）
○『恐るべき食品汚染ーーこれ食べていいの？』いわさ恵美著（新日本出版社）
○『おいしく治そう』丸元淑生著（文藝春秋）
○『何を食べるべきかー栄養学は警告するー』丸元淑生著（講談社＋α ー文庫）
○『今の食生活では早死にするー自分の健康を守るための指針・アメリカ上院栄養問題特別委員会レポート（改訂新版）』今村光一【監訳】（経済界）
○『アメリカはなぜ【ガン】が減少したかー「植物ミネラル栄養素療法」が奇跡を起こす』森山晃嗣著（現代書林）
○『未来を救う波動医学ー瞬時に診断・治療し、痛みも副作用もないー』船瀬俊介著（共栄書房）
○『波動健康講座①マクガバン・レポートを基に何故今、予防医学の時代かー正常分子栄養学を基に考察するー』加藤喜代治著（健考館付属・代替医療研究所発行）
○『波動健康講座②マクガバン・レポートを基に何故今、予防医学の時代か？ー体の仕組みー』加藤喜代治著（同右）
○『予防医学としての系列別、症状別の考察と対策』加藤喜代治著（同右）
○『波動時代への序幕』江本勝著（サンロード出版）
○『波動の超革命』深野一幸著（広済堂出版）
○『波動の最前線』深野一幸著（広済堂出版）
○『免疫力を上げる生活』萩原弘道著（サンロード出版）
○『波動を知って一〇〇歳を得よう』日比孝吉著（文化創作出版）
○『波動性科学』大橋正雄著（たま出版）
○『新波動性科学入門』大橋正雄著（たま出版）
○『蘇生力、水の波動が命を癒す』中根滋著（ビジネス社）
○『ドイツの波動機器』陰山泰成著（サンロード出版）
○『波動で上手に生きる』船井幸雄著（サンマーク出版）
○『改訂新版ビタミン・バイブル』アール・ミンデル著、丸元淑生訳（小学館）
○『三石巌・健康自主管理システム』全六巻、三石巌著（太平出版社）活性酸素に関しての詳細は五巻目の『ガンは予防できる』を参照。
○「NPO法人がんコントロール協会」月会報（森山晃嗣主宰）
○『有機農業ー自然循環とよみがえる生命ー』J・I・ロディル著・一楽照雄訳（人間選書）
○「世界の有機農業面積国別ランキング・推移」（グローバルノート・国際統計・国別統計専門サイト統計データ配信。データ更新日は2015年10月15日）
○農水産省の有機農法に関する法律
○『ほすぴ』隔月発行テキスト（特定非営利活動日本成人病予防協会編）
○『元素一一一の新知識』桜井弘編（講談社ブルーバックス）
○『毒物雑学辞典』大木幸介著（講談社ブルーバックス）
○『免疫の反逆ー自己免疫疾患はなぜ急増しているかー』ドナ・ジャクソン・ナカザワ著・石山鈴子訳（ダイヤモンド社）
○『沈黙の春』レイチェル・カーソン著、青葉簗一訳（新潮社）
○『複合汚染』上下巻・有吉佐和子著（新潮社）
○「あーす通信ースイス・ドイツ環境視察研修旅行特集号ー」（別冊第2号／発行日1997年12月3日）
○『奪われし未来』シーア・コルボーン、ダイアン・ダマースキ、ジョン・ピーターソン・マイヤーズ著、長尾力訳（翔泳社）

○『メス化する自然―環境ホルモン汚染の恐怖―』デボラ・キャドバリー著、井口泰泉（監修・解説）、古草秀子訳（集英社）
○『水からの伝言―世界初！！水の氷結写真集―』（江本勝著、波動教育社）」
○『賢治スピリッツ・Ⅳ―農業技師【宮澤賢治】―』藤根研一著（自費限定版）』
○『農業が輝く・〝新しい社会〟の創造』小島慶三著（ダイヤモンド社）
○『自然農法・わら一本の革命』福岡正信著（柏樹社）
○『自然に還る』福岡正信著（春秋社）
○『妙なる畑に立ちて』川口由一著（野草社）
○『自然農―川口由一の世界 耕さず、肥料、農薬を用いず、草や虫を敵とせず…』川口由一・鳥山敏子共著（晩成書房）
○インターネットのユーチューブ（動画）「川口由一２００４・自然に沿って生きる」（約６０分・聞き手は西橋正泰さん）
○『革命的増産の自然農法解説』岡田茂吉著（宗教法人・世界救世教発行）
○『神示の健康』世界救世教編（メシアニカゼネラル→エムオーエー商事に改名）
○『地球を救う大変革』①②③巻、比嘉照夫著（サンマーク出版）
○『私にもできる！自然農法入門』ＭＯＡ自然農法文化事業団編（農文協）
○『奇跡のりんご―「絶対不可能」を覆した農家・木村秋則の記録』石川拓治著・ＮＨＫ「プロフェッショナル　仕事の流儀」制作班監修（玄冬舎）
○「自然栽培講演」ＤＶＤ。講演者・木村秋則。（於）青森県五所川原市のプラザマリュウ（２００９年１２月２日録画のもの。２０１６年８月９日に公開。（約１時間２３分）
○『奇跡を起こす見えないものを見る力』木村秋則著（扶桑社）
○『百姓が地球を救う　安全安心な食へ〝農業ルネッサンス〟』木村秋則著（東邦出版）
○映画ＤＶＤ『奇跡のりんご』阿部サダヲ・菅野美穂主演・中村義洋監督（東宝㈱）
○『土を知る・土と作物のエコロジー』中島常允著（講談社ブルーバックス）
○『土と、いのち―微量ミネラルと人間の健康―』中島常允著（地湧社）
○『バクテリアを呼ぶ男―究極の生ゴミ革命』葉坂勝著（地湧社）
○『文明大転換』深野一幸著（徳間書店）
○『四次元農興法』大平圭吉著（歩行道普及協会）

その他

岩手日報紙、厚生労働省で定める水道法、インターネットの百科事典「ウイキペディア」、「松川土地改良区のしおり」（松川土地改良区発行）、八幡平市発信のインターネット情報「地熱発電のふるさと八幡平市」インターネット情報『地熱と馬で』安定生産　岩手県八幡平市の若手生産者」など。

あとがき

農業に携わった経験がほとんどない、一介の消費者にすぎない者が、なぜこのタイトルのようなテーマで本を書くことになったのか、——というより、なぜ、「書かねばならない」と思ったのか、というと、家族に何事もなく過ぎて行く普通の日常ほど有難いものはないと感じたからである。

突飛で刺激的なことが少なくても、みんな健康で、穏やかな心で夕餉の席に着ける日々がどんなに幸せなことか、それを痛感したからである。

四半世紀ほど昔に遡るわが家の状態は、月並みな言葉で言うと、地獄のような日々であった。

思い出したくもない、辛く、恐怖すら感じたあの日々、それらは、今なら笑って、「あんなこともあったね」で、済ませられる話であるが、あんなに酷く、具合の悪い経験を他の人にも味わわせたくない。だから、もがき苦しんだ末に、そんな状態から辛くも脱出できたわが家の経験を、「書いてみんなに知らせねばならない」と思ったのである。

この書を読んで、もしかしたら、わが家と同じような状態を繰り返さなくてもよい人が出て来るかもしれない、と思ったのが、書くことの最大の動機であった。

でも、わが家のようなケースは稀かもしれない。

たいていの人は、わが家と違って、多分、穏やかで幸せな日を過ごしてきていると思うので。だから、現在幸せな日々を送っておられる賢い人たちは、この本を読む必要はあまりないのではないかと思う。けれど、もしかしたら、いつ、だれが、

「命を毎日、無事に、健全に保って過ごしていられる幸せ」を、享受できない日が来ないとも限らない。そのときに、この書が、もしかしたら少しでも役立てば、そんな嬉しいことはない、と思って綴ってきた。

若い頃から賢くない選択ばかりを繰り返してきた筆者は、苦しい目に遭わねば、大事なものが分からなかったのだから、そんな人生も致し方のないことだったと思うけれど。

後に続く若い人たちには、同じ愚かさを繰り返して欲しくないので、この記録を、年だけは重ねている先輩からの「遺言」の一つだと思って読んでもらえたらとも思っている。

この本を書くに当たって、多くの書物を読んだ。浅学の筆者には目を開かれる思いのすることばかりだった。

また、大変多くの方々にお世話になってきた。取材をさせて頂いた方々には、貴重な時間を割いていただき、体験からくる数々の得難いお話を聞かせていただき、とても有難かった。全員、現在もバリバリの現役で活躍されておられる素晴らしい方々ばかりである。

一方、残念ながら、すでにあの世に旅立たれてしまわれた人もいる。故・加藤丈夫氏と、本文中には記さなかったが、故・三井田正俊氏のお二人である。お二人には、今でも背後で筆者を支えてもらっている感じがする。

加藤氏については本文中に記したので、ここでは三井田氏について概略書かせていただく。

三井田氏は、筆者の夫が携わっている波動測定に非常に興味を持たれ、遥々岩手まで何回も来られたほどであった。

三井田氏は、東京での夫の仕事上の上司であり、（直接には関係のない、上の方の地位の方であったけれど）、岩手に来られて親しく話をするうち、安心安全農業に強く関心を持たれるようになられた。夫の案内で農家の見学や、農業の勉強を熱心にされたばかりか、見聞したそれらについて本にまとめようと書きかけておられたくらいであった。

同氏の願っていたことには遠く及ばないかもしれないが、志半ばで逝かれた三井田氏の魂は、筆者がこの書をまとめられるようにあの世から強く働きかけて、叱咤激励してくれているように感じられるほどであった。

一年余りの紆余曲折を経て、ともかくも本書は完成の運びになった。この間、取材をしておきながら長くお待たせしてしまった方々、また、残念ながら本レポートに載せられない結果になってしまった取材もあった。それらの皆様に心からお詫びと御礼を申し上げたいと思う。

筆者の未熟と不勉強のなせるわざで、本書に記してあることに不満足な方々もおられることと思う。

物足りない思いの方は、どうか、これはと思う専門書に当たって調べて不足を補っていただきたい。

それと、もしかしたら、本レポートが、レポートという内容にふさわしくない、「関係のなさそうな話題」が各所に盛られていることに共感できない方もおられると思う。

と、想像するも、なぜ筆者がそのような直接関係のなさそうな感想なり、ジョークめいた書き方を盛り込んでいるかというと、本書を手に取っていただきたいと思う人は、難しいことを難しく書いても読み進めてくれる学者のような方々ではなく、一般の、安心安全農業に関心のある方々に、入門書と思って、肩の力を抜いて笑いながら読み進めてもらいたい、と思っているからである。

読者の中には、もしかして、その道の専門家もいらっしゃるかもしれない。もしおられたら、それらの方々には、筆者の足らざるところを補いながら読んでいただきたいし、明らかに間違えているな、と思われる箇所があったら、遠慮なくご指摘、ご教示いただけたら有難い。

本書の巻頭に美しい風景写真を載せられたのは、ひとえに、同郷の誼《よしみ》というか、同じ八幡平市在住の畑謙吉氏のご厚意によるものである。畑氏は長年、八幡平市（旧松尾村）の役場勤めをされた方であり、現在もお元気で、写真仲間と毎年作品展を開いて市内外から訪れる人々を確かなカメラワークで感動させておられる。写真は他に筆者が撮ったもの、筆者の亡き実母が撮って残してくれていたもの、があり、腕前は畑氏には遠く及ばないが、生活感を感じていただけたら、と思って載せた。

最後に当たって、本書ができるまでにお力添えをしてくださった出版社のツーワンライフの細矢社長さんを始め、お世話いただいたスタッフの皆さんに心から感謝し、御礼申し上げる。また、本ができるまで助言を惜しまず協力してくれた夫と、家事などの手抜きをしがちな筆者を支え、励まし続けてくれた家族みんなに感謝して、あとがきとする。

八幡平市の自宅にて、加藤美南子

＜加藤美南子の好評既刊著書＞

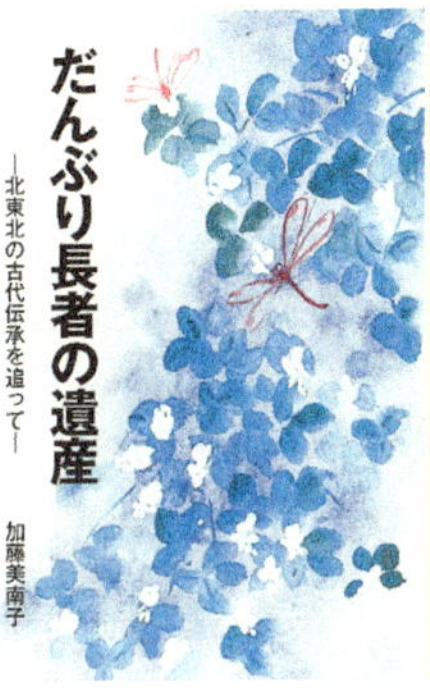

『だんぶり長者の遺産』　—北東北の古代伝承を追って—

だんぶり（トンボ）に導かれた若者が、東北一の長者になり、 娘は第26代継体天皇の妃になる。娘の生んだ五の宮皇子は東北の山中に入ったきり行方不明に。米代川沿いに残る古代東北の伝承の真相に迫ろうと主婦探偵・小林遙菜が友人らと乗りだす。

四六版、373ページ、ツーワンライフ刊、￥1600（税込）

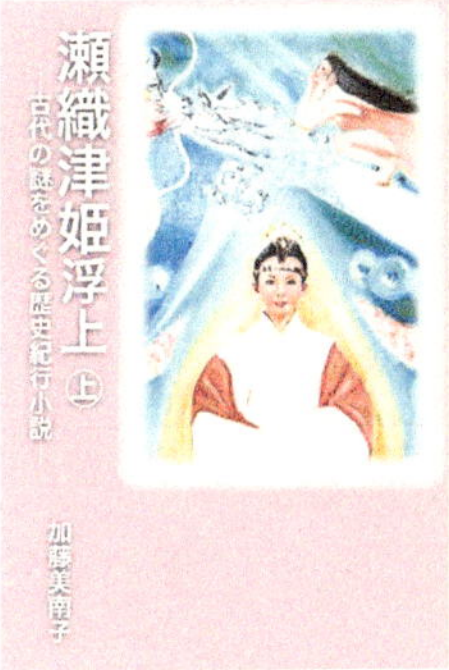

『瀬織津姫浮上』上巻　—古代の謎をめぐる歴史紀行小説—

古代の水の女神・瀬織津姫は『記紀』に名前が見えないのになぜか日本中、特に東北の神社に主祭神として一番多く祀られている。「大祓の祝詞」に封印された女神の真の姿を知ろうと『だんぶり ---』の探偵仲間は八幡平市や遠野市や花巻市等に散らばる神社を訪ね歩く。

四六版、383ページ、ツーワンライフ刊、￥1680（税込み）

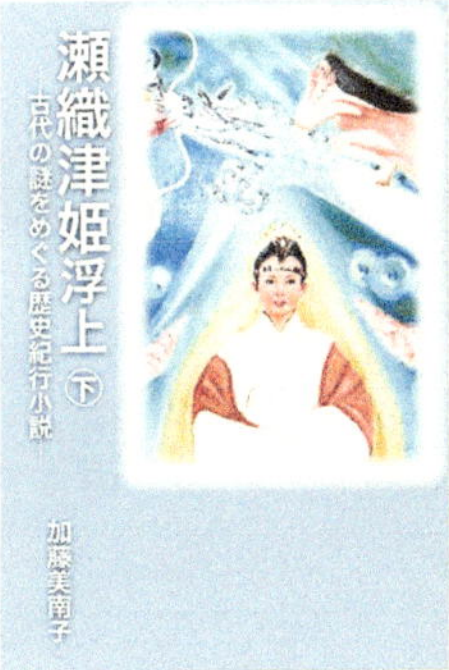

『瀬織津姫浮上』下巻　—古代の謎をめぐる歴史紀行小説—

瀬織津姫は水辺で三輪山の神(ニギハヤヒ)の降臨を待つ巫女(みこ)？天照大神は男神それとも女神？遠野三山に眠る古代の神々や「大祓の祝詞」に封印された祓戸の大神たちと瀬織津姫との関係は？頻発する天地異変は神々の怒りの表れなのだろうか？　遙菜たちは様々な考察をする。

四六版、394ページ、ツーワンライフ刊、￥1680（税込み）

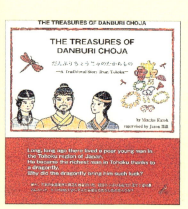

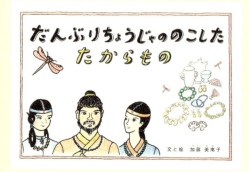

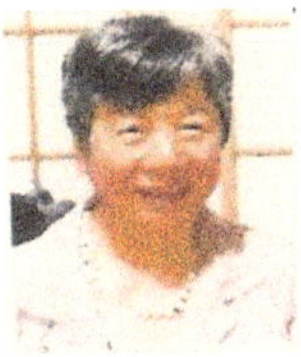

加藤美南子（かとうみなこ）

1942 年生まれ、千葉県出身。小学校～高校卒業まで神奈川県小田原市で過ごす。青山学院大学文学部英米文学科卒。商社、外資系半導体メーカー勤務後結婚。神奈川県相模原市に住む。1995 年に子どもの病気がきっかけで、岩手県八幡平市(旧松尾村)へ移住。以来、緑あふれる岩手の風土と歴史に魅せられ、童話・紀行文・随筆・小説・論文・絵本等を書く。童話『続け、いのち』は 2011 年第 64 回岩手県芸術祭文芸部門芸術祭賞受賞。著書に小説『だんぶり長者の遺産』、『瀬織津姫浮上』（上下巻）、絵本『だんぶりちょうじゃののこしたたからもの』、英語訳付き絵本『The Treasures of Danburi Choja（だんぶりちょうじゃのたからもの）』（いずれもツーワンライフ出版）がある。岩手県歴史研究会、岩手児童文学の会、八幡平市朗読ボランティアさくらの会各会員。季刊総合文芸誌『みちのく春秋』同人。特定非営利活動法人日本成人病予防協会及び財団法人生涯学習開発財団共同認定による健康管理士一般指導員、文部科学省後援健康管理能力検定 1 級。

「八幡平レポート・**命を守る農業**」

発　行	2018 年　3 月　10 日 初版第一刷発行
著　者	加藤美南子
DTP	加藤美南子（本文、表紙カバー、イラストを含む）
発行所	有限会社ツーワンライフ
	〒028-3621
	岩手県紫波郡矢巾町広宮沢 10-513-19
	TEL.019-681-8121　FAX.019-681-8120
定　価	本体 1667 円＋税
ISBN	978-4-907161-97-2